肖相如医学丛书

特异性方证

肖相如◎著

全国百佳图书出版单位
中国中医药出版社
·北 京·

图书在版编目（CIP）数据

特异性方证 / 肖相如著 . —北京：中国中医药出版社，
2022.1（2025.4 重印）
（肖相如医学丛书）
ISBN 978-7-5132-6665-9

Ⅰ . ①特… Ⅱ . ①肖… Ⅲ . ①《伤寒论》—研究
Ⅳ . ① R222.29

中国版本图书馆 CIP 数据核字（2021）第 007926 号

中国中医药出版社出版

北京经济技术开发区科创十三街 31 号院二区 8 号楼
邮政编码　100176
传真　010-64405721
河北新华第二印刷有限责任公司印刷
各地新华书店经销

开本 710×1000　1/16　印张 14　字数 219 千字
2022 年 1 月第 1 版　2025 年 4 月第 3 次印刷
书号　ISBN 978 - 7 - 5132 - 6665 - 9

定价　56.00 元
网址　www.cptcm.com

服 务 热 线　010-64405510
购 书 热 线　010-89535836
维 权 打 假　010-64405753

微信服务号　**zgzyycbs**
微商城网址　**https://kdt.im/LIdUGr**
官 方 微 博　**http://e.weibo.com/cptcm**
天猫旗舰店网址　**https://zgzyycbs.tmall.com**

如有印装质量问题请与本社出版部联系（010-64405510）

《肖相如医学丛书》出版说明

有学者才会有学术，有学术才会有疗效。

所谓学者，就是有健全的人格，有自由的灵魂，为了学问而学问，不图名，不逐利，不媚权，不流俗，内心宁静，独立思考，坚持质疑的人。学术是有价值的，学术可以为学者带来名利，但学者不是为了名利而做学问。判断真假学者的根据，是看其在名利和学问之间的选择，在权势和真理之间的选择。

对中医而言，有学术才会有疗效，做学问就要静下心来。我的人生态度是健康、快乐、自由地学习、工作、生活。我享受读书、教书、临证、思考的生活状态。我的理想是成为北京中医药大学最好的老师和最好的医生。我要用我的行动告诉我的学生，做纯粹的中医也能活得自由自在，理直气壮。要做学问，要想成为真正的学者，不能执着于追名逐利。所以我没有任何职务，没有获过任何奖励，没有做过实验研究，我的身份就是老师和医生。我硕士研究生就读于湖北中医学院（今湖北中医药大学）的伤寒论专业，博士研究生就读于中国中医研究院（今中国中医科学院）的肾病学专业。这样的教育背景决定了我的学习和工作领域，即《伤寒论》和肾病学，我的主要工作就是教《伤寒论》，看肾病。

经典是中医的基本功，临床思维能力和疗效的好坏，都取决于经典的水平。经典之中，重中之重是《黄帝内经》和《伤寒论》。幸运的是，我系统地上过三次经典课，而且是湖北中医学院最好的老师给我们上的四大经典。其中《伤寒论》我专门学了六年，工作以后主要从事《伤寒论》的教学，要想教好《伤寒论》，不熟悉《黄帝内经》《金匮要略》和温病学是不可能的，当然，我也教过《黄帝内经》和温病学。同时，我也十分热爱老师这个职业，我主要的时间和精力都用于教学，就是备好课和上好课，上好课的前提是备好课，备好课就是读书，特别是读经典，起码要自己先读明白了，才可能教给学生。我是一个很敬业的老师，因为我很享受备课和上课的过程。这也意味着我比绝大多数的中医拥有更好的学习经典的条件，我的工作要求我必须学习经典。正因如此，与很多不重视经典的中医相比，我可能对经典更熟悉一点，临床疗效也可能要好一点。

肾病学，是我攻读博士研究生的专业，也是我临床研究的方向。医学的发展越来越快，范围越来越广，分科越来越细。这就要求医生有坚实的医学基础知识，包括中西医的基础知识，在医学院的理论课学习阶段就要打牢基础；从临床实习开始到主治医师的阶段要广泛地学习、了解各科的知识，具备大内科医生的能力；成为主治医师以后，要确定相对固定的专业方向，并进行深入的学习和研究。很多人认为中医是不分科的，也是不能分科的，必须什么病都会看，否则就是水平不够。这不是事实，也不利于医学的发展。医学分科古代就有，如疾医、疡医、食医、大方脉、小方脉、带下医、哑科，等等。现在的中医，不仅要分科，而且还应该参考西医的分科，并学习西医的专科知识，否则容易误诊误治。来找我治疗的肾病患者中，就经常有人是被所谓的"铁杆中医""纯中医"治坏了的。比如，一位肾功能损害的患者，找一位"铁杆"的老中医治疗，他老人家也不要患者做相关的检查，当然也看不懂，结果越治越重，患者实在扛不住了，去医院一查，都到尿毒症了；有一次，碰到一位老中医，他知道我是肾病科的医生，他跟我说，中医治疗尿毒症就是小菜一碟，把我听得直冒冷汗。这位估计连什么是尿毒症都不清楚，尿毒症的治疗哪有容易的？

所以，我认为，医生要根据自己的兴趣，选择相对固定的领域，持之以恒地学习、研究、思考，进行学术积累，即"术业有专攻"。这次出版的这些小册子，就是我在《伤寒论》和肾病这两个领域学习过程的一些记录。

写作是一种有效的学习方式，要想弄清楚一个问题，最好是就这个问题写一篇文章，写文章的目的并不是发表论文，而是让自己先弄明白这个问题。因为不阅读文献，不积累足够多的资料，没有思考清楚之前，是不可能写出一篇文章来的。把一个领域的主要问题都写成了论文，就可以出一本小册子了。虽然水平不一定高，但这是自己做过的事情，是自己的一些思考，无论对与错，或许对同道有些参考意义。

关于《伤寒论》，我于 2009 年 11 月出版了《肖相如论伤寒》，2016 年 7 月出版了《肖相如伤寒论讲义》，还有就是这次将要一起出版的《特异性方证》。

《肖相如论伤寒》是我学习、运用、研究《伤寒论》的一些体会，也算是我学习《伤寒论》的小结。该书共有三部分，即专题论述、讲稿和医案。在专题论述部分，对一些概念进行了辨析，提出了我的理解，比如表证并不是六淫都有、解肌的实质是补脾胃、脾约不是麻子仁丸证、少阳不是半表半里、四逆汤不是少阴病的主方、寒厥不会有厥热胜复、第326条不能作为厥阴的提纲、乌梅丸不是厥阴病的主方等，这是全书的重点；讲稿部分是对我上课讲稿的整理；医案部分是我运用《伤寒论》方的验案。

《肖相如伤寒论讲义》是因为现行的教材中错误的概念太多，还有就是表述不规范，这严重影响了中医的传承和交流，我认为教材应该在规范概念的基础上，用学术语言进行规范、平实、准确地表述，这就是我做的尝试。因为《肖相如论伤寒》中的主要内容融入到了《肖相如伤寒论讲义》中，为了避免重复，这次的丛书"伤寒论"部分只选了《肖相如伤寒论讲义》，而没有将《肖相如论伤寒》一并再版。《肖相如伤寒论讲义》的再版修订有以下几方面：一是对错别字进行了校勘；二是加了张仲景的原序；三是加了条文索引；四是加了方剂索引；五是将讲义中没有讲到的原文作为备考条文附后。

《特异性方证》是这次要一起出版的新书。"特异性方证"是我根据《伤寒论》的实际内容引申提出的一个新概念。"特异性方证"，就是方和证之间具有特异性的关联，可以达到药到病除的特效，具有精准、快捷、高效的特征。

现行的以教材为代表的主流观点认为，《伤寒论》的核心是辨证论治，但《伤寒论》的实际内容并不支持这一观点。《伤寒论》的核心是方证，主要讨论的是方和证之间的关联程度，有的是"主之"，有的是"宜"，有的是"可与"，有的是"不可与"。其中，只有"主之"的方证之间关联程度最高，可以达到药到病除的特效，属于"特异性方证"。所以，"特异性方证"是方证中的精华，是医学的最高境界。

同时，"特异性方证"也是中医的标准化体系，具有确定性和可重复性。辨证论治背离了张仲景的正确方向，使中医失去了确定性和可重复性。

《外感病初期辨治体系重构》于2015年10月出版。《伤寒论》主要讨论的是外感病，实际内容以外感寒邪为主。治疗外感病是中医的基本功，但外感病的误治很严重，究其原因，在于现行教材关于外感病初期辨治的理论基本上是错误的，对外感病初期的辨治体系进行重构是刻不容缓的，所以在困惑了几十年之后，我花了十年的时间进行研究和思考，出版了《外感病初期辨治体系重构》。从研究范围来说，算是对《伤寒论》的一点延伸。这次纳入丛书再版，对错别字进行了校勘，其他内容不做大的修改。

《阳痿治疗集锦》于1992年8月由山西科学技术出版社出版，是一本关于阳痿治疗的资料性小册子。1991年我在西苑医院出诊，应邀在《北京晚报》的"科技长廊"发表了一组中成药治疗阳痿的科普文章，导致就诊的阳痿患者急剧增加，于是就将收集到的关于阳痿治疗方法的资料整理成册，出版了《阳痿治疗集锦》。阳痿是最常见的性功能障碍，其他的性功能障碍也不少，为了适应临床治疗的需要，又对常见的性功能障碍的治疗方法进行了学习和研究，由中国医药科技出版社于1995年4月出版了《中西医结合性治疗学》。也就是说，关于性功能障碍，我出版了《阳痿治疗集锦》和《中西医结合性治疗学》两本小册子。山西科学技术出版社于1998年7月将《阳痿治疗集锦》更名为《阳痿病防治》再版。这次将《阳痿治疗集锦》更名为《阳痿治法集锦》，纳入丛书再版，对错别字进行了校勘，其他内容不做大的修改。

《肖相如论治肾病》于2005年10月出版。主要内容有我对导师时振声先生治疗肾病学术经验的学习和总结，中医治疗肾病基本理论问题，我对常见肾病的学习、治疗、研究的心得，还有就是我对慢性肾功能衰竭治疗研究的专题，特别是我提出的"慢性肾功能衰竭的整体功能代偿疗法"，最后是我的博士学位论文的内容，关于慢性肾炎气阴两虚的研究。其中的主要内容我都发表过学术论文，所以，也算是我学习、治疗、研究肾病的小结。虽然关于肾病的书很多，但个人的专著却很少，因为我的这本小册子主要是个人的思考、心得，比较贴近临床，所以还比较受欢迎，2017 年 4 月修订后再版，再版时第一版脱销已久。这次纳入丛书再版，对错别字进行了校勘，其他内容不做大的修改。

《发现肾虚》于 2010 年 4 月出版。肾虚证广泛存在，肾虚是中医学的重要概念，也是一个近乎家喻户晓的概念，以慢性疲劳综合征为代表的肾虚证患者主要就诊于肾病科。但是，关于肾虚证，并没有规范、完整的体系。在肾病科，肾虚证的患者很多，因为临床治疗的需要，我着手对这一专题进行学习、研究，以《黄帝内经》关于肾的功能和肾虚的记载为基础，对肾虚证进行了较为系统的整理，基本构建了肾虚证的理论框架。因为肾虚证是一个大众关注度很高的话题，我于 2011 年 1 月在中国轻工业出版社出版了科普版《养生肾为本》，2014 年 4 月出版了《肾虚吗》。在北京卫视《养生堂》、江苏卫视《万家灯火》、中央人民广播电台中国之声《养生大讲堂》等很多栏目也做过关于肾虚的科普节目。《发现肾虚》此次纳入丛书再版，对错别字进行了校勘，其他内容不做大的修改。

《阳痿治法集锦》《肖相如论治肾病》《发现肾虚》，算是我在肾病这个领域学习过程的小结。

《西医不治之症的中医治疗验案》于 2008 年 4 月出版，是一次意外事件引出的应景之作。2006 年，有人发起了取消中医的网上签名，中医的存废又成了热点，很多人跟我说，您应该就此发出一些声音。为此发声的人很多，不如做点实际工作，用事实告诉大家，仅仅有西医是不够的，很多疾病在西医的体系内是没有治疗方法的。当时，在校的研究生也在热议这件事，我把我的想法告诉了他们，得到了他们的积极响应和支持。于是，在侯中伟和陈松鹤两位博士的带领下，通过各位编委的辛勤工作，这本小书得以问世，出版之后很受欢迎。这本书是全体编委的集体成果，此次纳入丛书再版，就是为了让我们的这本小书能够影响更多的人。除了对错别字进行校勘外，其他内容不做大的修改。

概括而言，《肖相如伤寒论讲义》《特异性方证》和《外感病初期辨治体系重构》，是我学习《伤寒论》和外感病的一些心得体会；《阳痿治法集锦》《肖相如论治肾病》和《发现肾虚》，是我学习肾病的一些心得体会；《西医不治之症的中医治疗验案》则是对中西医关系的思考。需要说明的是，出版较早的书中有的观点可能和出版较晚的书中的观点有矛盾之处，说明我的认识在变化。

这次将这些小册子呈现给大家，只是想以此说明，医生需要放弃名利，独善其身，静下心来读书、临证、思考、总结，给真正想学中医而又困惑的人一点借鉴。若能对大家有所启迪，则已幸甚！一家之言，一己之见，难免有错误和偏颇，欢迎讨论，欢迎赐教，欢迎批评！

肖相如

2021 年 11 月 2 日于北京花家地

自　序

"特异性方证" 是中医的标准化体系

医学必须有肯定、可重复的疗效，可重复的前提是标准化。

中医则长期为标准化所困扰。

一方面，现在主流的观点认为，中医以整体观念和辨证论治为特色和优势，强调因时、因地、因人制宜，必须是一个人一个样的；不仅每个患者的治疗方法不可能一样，对同一个患者，每个中医的治疗方法也不可能一样，没有办法标准化。

另一方面，又强烈感受到了中医整体的疗效很差，生存困难。感觉现在所谓的辨证论治，其实是各行其是，对同一个患者，一千个人可以开出一千个方，当然也就不可能有肯定、可重复的疗效，显然，又觉得标准化是必须的。

还有就是因为没有标准，中医对内传承很困难，师傅很难教会徒弟，老师很难教会学生，名医的徒弟和子弟绝大多数都没什么名，学中医主要是靠悟性和自己摸索，现在的中医越传越困难，疗效越来越差，传承成了大问题；对外交流很困难，不仅中医说的其他行业的人听不懂，而且对同一个问题，每个中医说的都不一样，很多热心人致力于中医的国际化，被国际化的中医也只是一种各自为政的自娱自乐式的存在。

同时又因为西医是典型的标准化，很多人担心，如果中医一旦标准化，就会被西化，中医就会失去存在的根基；而且事实确实如此，现在一些致力于中医标准化的成果就是西医化的东西。

中医有自己的标准，中医的标准是建立在宏观规律基础上的，与西医的标准并不一样。

在中医起源的时候，因为没有技术手段进行微观的研究，比如没有显微镜就不可能看到细胞等人体的微观结构，也不可能看到细菌、病毒等病原微生物，医学也就不可能朝着微观的方向发展。

另外就是中国古代有很多清规戒律，《孝经·开宗明义》说："身体发肤，受之父母，不敢毁伤，孝之始也。"

宫廷剧中会有"悬丝诊脉"的情节，大家可能以为这是中医厉害的原因，实则是被逼无奈，因为男医生不能摸女人的脉，特别是皇帝家的女人，这是礼。《孟子·离娄上》："淳于髡曰：'男女授受不亲，礼与？'孟子曰：'礼也。'"那时候的礼，比现在的法律还厉害，程朱理学的掌门人程颐就认为女人"饿死事小，失节事大"。女人病了，男医生也不能碰，女人占总人口的一半。

在这种社会环境下，医生治病也不能用损伤身体的方法，比如现在的外科手术之类；医学研究也不能用损伤身体的方法，如人体解剖等。显然，医学不可能朝着人体解剖等实体研究的方向发展。

不仅没有技术手段，还有许多清规戒律，但那并不等于人不生病，有了病也得治疗，怎么治？没有技术手段，就不可能找到引起疾病的真正原因，如现在所说的病原微生物；不能对人体进行解剖，就不可能弄清楚人体结构的变化与疾病的关系。无奈之下古人找到了另一个角度，即无论什么东西侵入了人体，也无论身体的结构发生了什么变化，只要人生病了，身体就会表现出来，就是"有诸内必形诸外"。如头痛、呕吐、咳嗽、便秘、腹泻、失眠、阳痿等。研究体得病以后身体状态发生的变化，就是研究中医所说的"证"，就是研究"证"的规律。比如头痛，就有部位、时间、性质、伴随表现、人群、地域、季节等的不同，再把这些表现用大家都可以感受到的、已经形成共识的寒热虚实来分类，根据寒热虚实的分类来寻找针对性的治疗方案，或者针、灸、按不同的穴位，或者用与证的寒热虚实性质相反的寒热补泻的药物来治疗等，然后再引入脏腑、经络、气血津液等概念，四气五味、升降浮沉、归经、功效等药物学的概念，然后再引入阴阳五行等解释方法，再经过漫长的演变发展，就形成了现在我们看到的中医学的样子。无论怎么发展，怎么变化，始终都是以人体的状态变化为核心的，即"证"，研究"证"的规律和对"证"进行治疗的规律，这是宏观规律，就是人体不借助其他工具就能感知到的规律，与西医研究的微观规律完全不同。

这些宏观规律没有运用新的仪器设备，没有引入最新的科学理论，而且表述上很普通，如寒热虚实、温清补泻等，可是这些规律却是经受住了时间考验的，弥足珍贵。比如，凡是痞、呕、利并见的，半夏泻心汤主之，立竿见影，药到病除。这不比用抗生素治疗幽门螺杆菌导致的胃溃疡差，也不比用抗结核药治疗结核病差，也不比用青蒿素治疗疟疾差。无论是西医的微观规律，还是中医的宏观规律，只要有疗效，并能经受住实践的考验和时间的考验，都是宝贵的。

医学就是疗效加规律，即确定、可重复的疗效。有规律，就肯定是可标准化的。

中医的治疗对象单位是证，治疗手段单位是方。证是人体在病因的作用下整体状态的变化，证是确定的，中医的目标就是寻找治疗证的方，如果一个方对一个证有肯定的疗效，能达到药到病除的特效，这就是"特异性方证"。凡是发热、恶寒、汗出、舌质淡、舌苔薄白，脉浮缓的，用桂枝汤治疗，效果是肯定的，也是可以重复的，这就是桂枝汤这个方所主治的特异性证，就叫桂枝汤的"特异性方证"，张仲景在《伤寒论》中也叫"桂枝证"。以方名证的体系就是标准的，可重复的。凡是能够药到病除的"特异性方证"，就要作为标准确定下来；找到一个，就确定一个；已经确定的"特异性方证"就是中医传承的主要内容，每个中医首先要掌握的就是作为标准确定下来已有的"特异性方证"；在掌握了已有的"特异性方证"之后，每个中医的目标都是在各自的领域对尚未找到特效方的证，不断探索和研究，力争发现更多新的"特异性方证"。只有当常见的证都找到了特效方，"特异性方证"越来越多，并且学中医的人都掌握了已有的"特异性方证"，中医的疗效才会越来越好，越来越肯定，重复性也会越来越好。在以"特异性方证"为标准的基础上进行交流，就不会有任何障碍，无论是中医之间的交流，还是中医与其他行业的交流，都不会有任何问题。消除了交流的障碍，就为中医的推广普及铺平了道路，中医才可能真正服务于现代人类的健康，中医才可能走出国界，为全人类的健康做出贡献。

比如，只要掌握了"特异性方证"，凡是麻黄汤证，用麻黄汤就可以药到病除，疗效肯定。如果不是以方名证的"特异性方证"的标准体系，用现行的体系，将麻黄汤证称为"风寒表证"，就不可避免地出现千人千方的局面。因为对于"风寒表证"（这个概念不规范），根据现行的体系要先确定治法，这个治法就是"发散风寒"，根据这个治法再来选方用药，可是属于这个治法的方和药有很多，而只有学好了《伤寒论》的人才可能开出麻黄汤，没有学好《伤寒论》的人是不可能开麻黄汤的，但现在绝大多数的中医都没有学好《伤寒论》，所以针对这个"风寒表证"，十个中医可能会开出十个不同的方来，疗效当然就是可想而知的了。

这就是以方名证的"特异性方证"标准体系和现行的辨证论治体系的区别。现行的辨证论治体系是不可能标准的，也是不可能规范的，疗效也是不肯定的，也是不可重复的，当然也就不可能普及和推广。

中医为什么必须学好《伤寒论》，就是因为《伤寒论》是"方证体系"，其中主之的方证大多是可以药到病除的"特异性方证"，所以，只有学好了《伤寒论》，掌握了"方证体系"，疗效才好。

中医的标准化体系必须在《伤寒论》"方证体系"的基础上更进一步，以能够药到病除的"特异性方证"为基础。

"特异性方证"是方和证之间具有特异性的关联，可以达到药到病除的特效，具有精准、快捷、高效、可重复的特征。

"特异性方证"就是肯定、可重复的疗效，就是中医的标准化体系。

"方证"是疗效的基础，"方证"是标准化的基础。

2021 年 5 月 18 日于北京

目　录

第一章　特异性方证：医学的最高境界 ……………………………… 1

一、"特异性方证"的概念 …………………………………………… 3

二、《伤寒论》的核心是方证 ……………………………………… 3

三、"特异性方证"是医学的最高境界 …………………………… 5

四、"特异性方证"是中医学的精准治疗体系 …………………… 6

五、医学的目的就是找到特效药 …………………………………… 9

六、辨证论治是无方可用的无奈之举 …………………………… 9

七、方证是中医学的落脚点 ……………………………………… 11

八、确定性是医学获得疗效的基础 ……………………………… 12

九、中医学背离了仲景的正确方向 ……………………………… 16

十、医学的正确方向 ……………………………………………… 19

第二章　特异性方证的确定和运用 ………………………………… 21

第一节　桂枝汤 …………………………………………………… 23

一、桂枝汤方证分级 ……………………………………………… 23

二、太阳中风和解肌 ……………………………………………… 25

三、临床运用 ……………………………………………………… 28

四、特异性方证 …………………………………………………… 30

五、桂枝汤加减方的特异性方证 ………………………………… 31

第二节　麻黄汤 …………………………………………………… 37

一、麻黄汤方证分级 ·· 37

二、太阳伤寒讲解 ·· 38

三、麻黄汤的运用 ·· 41

四、特异性方证 ·· 43

五、麻黄汤加减方 ·· 45

第三节　五苓散 ·· 48

一、原文讲解 ·· 49

二、五苓散方证总结 ·· 54

三、特异性方证 ·· 56

第四节　桃核承气汤 ·· 57

一、原文 ·· 57

二、讲解 ·· 58

三、特异性方证 ·· 61

四、重要论述选 ·· 62

第五节　葛根芩连汤 ·· 62

一、原文 ·· 63

二、讲解 ·· 63

三、特异性方证 ·· 65

四、加减方法 ·· 65

第六节　风湿三方（桂枝附子汤、白术附子汤、甘草附子汤） ·········· 66

一、原文 ·· 66

二、讲解 ·· 67

三、特异性方证构成 ·· 71

第七节　半夏泻心汤 ·· 71

一、半夏泻心汤证 ·· 72

二、去滓重煎 ·· 74

三、和小陷胸汤证的区别 ······································ 75

四、关于半夏泻心汤证的病机 ·································· 76

五、寒、热、虚、实、痰湿的来源 ······························ 77

六、关于复发性口疮的治法 ···································· 78

七、特异性方证 ································ 79

八、加减方法 ································· 80

九、机理研究 ································· 82

十、验案举例 ································· 83

第八节 猪苓汤 ································· 84

一、原文 ··································· 84

二、讲解 ··································· 85

三、类证鉴别 ································ 86

四、临床运用 ································ 87

五、特异性方证 ······························ 88

第九节 小柴胡汤 ······························ 88

一、小柴胡汤方证分级 ························· 89

二、少阳病的本质是正气已显不足 ·················· 91

三、小柴胡汤的用法 ··························· 92

四、特异性方证 ······························ 94

附：少阳病不是"半表半里证" ···················· 96

第十节 大柴胡汤 ······························ 98

一、原文 ··································· 99

二、对大柴胡汤证的理解 ······················· 99

三、大柴胡汤证多的原因 ······················ 103

四、大柴胡汤证的病机特征 ····················· 104

五、特异性方证 ····························· 106

六、加减运用经验 ··························· 107

第十一节 柴胡桂枝干姜汤 ························ 108

一、原文 ·································· 108

二、难点 ·································· 109

三、难点解析 ······························ 109

四、特异性方证 ····························· 113

第十二节 黄连阿胶汤 ·························· 114

一、原文 ·································· 114

二、讲解 ·· 114

三、临床运用 ···································· 116

四、类证鉴别 ···································· 119

五、特异性方证 ·································· 119

第十三节 真武汤 ································ 120

一、原文 ·· 121

二、讲解 ·· 121

三、类证鉴别 ···································· 125

四、特异性方证 ·································· 126

第十四节 吴茱萸汤 ···························· 129

一、原文 ·· 129

二、难点 ·· 129

三、讲解 ·· 129

四、特异性方证 ·································· 133

第十五节 乌梅丸 ································ 133

一、原文 ·· 133

二、讲解 ·· 134

三、特异性方证 ·································· 137

四、临床运用 ···································· 138

第十六节 肾气丸 ································ 142

一、原文 ·· 142

二、讲解 ·· 143

三、特异性方证 ·································· 151

四、市售的金匮肾气丸 ······················ 152

第十七节 清燥救肺汤——肺痿属燥无虚寒 ·· 153

一、《金匮要略》中肺痿的概念存在矛盾 ···· 153

二、《黄帝内经》关于燥的概念不规范 ······ 154

三、清代喻嘉言基本厘清了燥的概念 ········ 155

四、现代印会河先生明确了肺痿的概念和治法 · 156

五、肺痿的特异性方证 ······················ 157

第三章 方证：医者日用而不知 ················· 159

　　一、认识到"方证"为《伤寒论》之核心的医家 ············· 161

　　二、强调特异性方证的原因 ····························· 167

第四章 关于"特异性方证"的讨论 ················ 171

　　文章一 "经方"应该是"经方证" ····················· 173

　　文章二 对"以死方应对变化无穷病"的担忧 ············· 175

　　文章三 医学有捷径吗 ······························· 178

　　文章四 证和症的纠结 ······························· 180

　　文章五 证难以确定的担忧 ··························· 184

　　文章六 辨病脉证并治≠辨证论治 ····················· 186

　　文章七 四诊必须合参吗 ····························· 188

　　文章八 关于"辨证论治" ··························· 191

　　文章九 《伤寒论》中的三因制宜怎么体现 ············· 193

　　文章十 对驳"特异性方证"的回复 ··················· 195

　　附：驳肖相如老师"'特异性方证'是医学的最高境界"之说 ········· 200

第一章

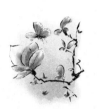

特异性方证：医学的最高境界

一、"特异性方证"的概念

"特异性方证"，就是方和证之间具有特异性的关联，可以达到药到病除的特效，具有精准、快捷、高效、可重复的特征。

二、《伤寒论》的核心是方证

《伤寒论》凭什么流传千古？

张仲景对医学最重要的贡献是什么？

《伤寒论》被奉为经典，张仲景被尊为医圣，经方的热潮一浪高过一浪，毫无疑问的，张仲景对中医学做出了巨大的贡献，受到了学术界永恒的尊重和景仰。张仲景凭什么可以享此殊荣呢？

现在主流的观点认为，整体观念和辨证论治是中医学的特征，张仲景的《伤寒论》确立了辨证论治的原则。

学术界一直，而且一致认为，《伤寒论》的主要贡献就是确立了辨证论治的原则，各种版本的《伤寒论》教材在概论中总结其学术成就时，第一条都是"创立了六经辨证的体系"，第二条都是"确立了辨证论治的原则"。

但是《伤寒论》的实际内容并不支持这一以教材为代表的主流观点，这是令人震惊的结论。

太阳中风，阳浮而阴弱，阳浮者，热自发，阴弱者，汗自出；啬啬恶寒，淅淅恶风，翕翕发热，鼻鸣干呕者，桂枝汤主之。（12）

太阳病，外证未解，脉浮弱者，当以汗解，宜桂枝汤。（42）

服桂枝汤，大汗出，脉洪大者，与桂枝汤，如前法；若形似疟，一日再发者，汗出必解，宜桂枝二麻黄一汤。（25）

太阳病，下之后，其气上冲者，可与桂枝汤，方用前法；若不上冲者，不得与之。（15）

若酒客病，不可与桂枝汤，得之则呕，以酒客不喜甘故也。（17）

太阳病三日，已发汗，若吐，若下，若温针，仍不解者，此为坏病，桂枝不中与之也。观其脉证，知犯何逆，随证治之。桂枝本为解肌，若其人脉浮紧，发热汗不出者，不可与之也。常须识此，勿令误也。（16）

......

流传千古的《伤寒论》主要由这样的条文组成。

从条文中我们能读出什么来？

有六经辨证吗？没有！

有辨证论治吗？没有！

需要四诊合参吗？不需要！

需要三因制宜吗？不需要！

需要整体观念吗？不需要！

证是越多越全越好吗？不是！

有组方理论吗？没有！

有理、法、方、药吗？不全！

......

条文中没有六经辨证的特征，也没有辨证论治的特征，没有现在主流的中医所要求的要素，有的只是证和方。

绝大部分的条文格式相同，即前面是证，后面是方，证方相连，方证同条。这就是方证。如果严格按顺序而言，应该叫证方。现在习惯叫方证，顺序有变，内容不少，亦无不可。

这些条文的主要内容是证和方，讨论的是证和方的适用程度。对一个方而言，有的证是"主之"，有的证是"宜"，有的证是"可与"，有的证是"不可与"。这就是《伤寒论》条文的主要模式。这种模式和辨证论治并不相同。

以上是关于桂枝汤证的部分条文，讨论的都是证和桂枝汤之间的关系，即什么证可以桂枝汤主之，什么证宜桂枝汤，什么证可与桂枝汤，什么证不可与桂枝汤。显然，讨论的主要是方证。

三、"特异性方证"是医学的最高境界

（一）方对证的适用程度不同

从上述桂枝汤证的部分条文可以看出，方对证的适用程度并不一样，根据《伤寒论》的原文，可做如下区分。

1. "特异性方证"等级：主之

这是桂枝汤适应证中的最高等级，方和证之间具有特异性的关联，用桂枝汤具有药到病除的特效。原文第 12 条、第 13 条属于特异性方证等级。

2. 一般适用等级：宜

"宜"的一般适用等级不如"主之"的"特异性方证"等级那么好，就是有效率和有效程度都比"特异性方证"等级差一点，但也只有这种选择是最好的。原文第 42 条、第 44 条、第 53 条、第 54 条等，属于一般适用等级。

3. 可能适用等级：与或可与

"与或可与"的可能适用等级比"宜"的一般适用等级又差一点，就是有效率和有效程度都比一般适用等级又差一点，但也只有这种选择是最好的。原文第 15 条、25 条等，属于一般适用等级。

4. 不适宜等级：不可与

不适合用桂枝汤，也可以理解为桂枝汤的禁忌证。原文第 16 条后半段、第 17 条、第 19 条等，属于不适用等级。

5. 无方可用等级：观其脉证，知犯何逆，随证治之

如果这个证连可能适用等级的方都没有的时候，才需要"观其脉证，知犯何逆，随证治之"。而张仲景提出的这一原则被认为是辨证论治的理论渊源，也是《伤寒论》确立了辨证论治原则的主要根据。

（二）"特异性方证"是中医学的最高境界

证是中医的治疗对象单位，方是中医的治疗手段单位。证和方之间的关联程度决定疗效的好坏。"特异性方证"是证和方之间关联程度最高的级别，也是中医学所能达到的最好疗效，即药到病除，亦即特效。

《伤寒论》的核心是方证，但方证之间的关联程度并不一样，有主之、宜、可与、不可能与的区分。区分的根据是某证用某方后疗效的好坏和副作用的有无或多少。其中，只有"主之"的方证之间关联程度最高，可以达到药到病除的特效，属于"特异性方证"。所以，"特异性方证"是方证中的精华。

总结一下：方证是《伤寒论》的核心；"特异性方证"是方证中的精华，是中医学的最高境界。

（三）"特异性方证"的构成

"特异性证"由特异性要素，或者特异性的组合构成，针对特异性的方。

1. 特异性要素

如"往来寒热"就是小柴胡汤证的特异性要素，见到"往来寒热"，就是小柴胡汤主之。

2. 特异性组合

如恶寒、发热、汗出，就是桂枝汤证的特异性组合，见到这一组合，就是桂枝汤主之；恶寒、发热、无汗，就是麻黄汤证的特异性组合，见到这一组合，就是麻黄汤主之。

"呕而发热"就是小柴胡汤证的特异性组合，凡是"呕"和"发热"并见，就是小柴胡汤主之。

四、"特异性方证"是中医学的精准治疗体系

（一）人类渴求"精准治疗"

2015年1月20日，美国总统奥巴马在国情咨文演讲中宣布了精准医疗计划，震撼了全球，说明人类对精准医疗是多么渴求。

事实上，医学从一开始就在追求精准，只是由于人体和疾病太过复杂，在大多数时候和对大多数疾病还不能做到精准治疗，所以让人们感觉到医学

好像是很不精准的样子。特别是中医，给人的感觉总是很不精准，甚至流传着"西医让你明明白白地死，中医让你糊里糊涂地活"。这话的意思就是中医总是糊里糊涂的，糊涂当然不可能精准。这是对中医学的误解，是因为有很多人，也包括很多中医，对中医学并不真正了解。其实，中医也一直在追求精准。

（二）"特异性方证"是中医的精准治疗体系

"特异性方证"，就是方和证之间具有特异性的关联，可以达到药到病除的特效，具有精准、快捷、高效、可重复的特征。是中医的精准治疗体系。

太阳中风，阳浮而阴弱，阳浮者，热自发，阴弱者，汗自出；啬啬恶寒，淅淅恶风，翕翕发热，鼻鸣干呕者，桂枝汤主之。（《伤寒论》12）

凡是太阳中风，用桂枝汤治疗，就能药到病除。

太阳病，头痛发热，身疼腰痛，骨节疼痛，恶风，无汗而喘者，麻黄汤主之。（《伤寒论》35）

凡是太阳伤寒，用麻黄汤治疗，就能药到病除。

呕而发热者，小柴胡汤主之。（《伤寒论》379）

凡是呕吐与发热并见，用小柴胡汤治疗，就能药到病除。

呕而肠鸣，心下痞者，半夏泻心汤主之。（《金匮要略·呕吐哕下利病脉证治》10）

凡是呕、利、痞并见，用半夏泻心汤治疗，就能药到病除。

……

《伤寒杂病论》中这些"主之"的方证，经历了近2000年的验证，其精准、快捷、高效、可重复的特征没有因为时间的推移而改变。

（三）精准不仅是客观、微观、结构、量化

在人们的感觉中，精准的应该是客观的、微观的、结构的、量化的，比如美国总统宣布的精准医疗计划，其实就是基因诊断和基因治疗计划，如果能够实现，肯定是精准的。因为基因的改变是客观的，也是微观的，也是结构的，也是可量化的。确实，客观的、微观的、结构的、量化的容易精准。西医采用的研究方法是分析还原的方法，以对人体结构的分析分解为主，并随着技术的进步，不断地向微观层次深入，现在普遍深入到了分子水平，而且容易量化，给人的感觉就是精准。不过这只是表面的感觉，其实对医学而言，数量并不代表精准，比如，血红蛋白的正常值男性是 120～160g/L，你认为这精准吗？本身就差着好几十呢！

量化只是对事物的度量而言，医学不能完全与此等同。医学要求的不仅仅是数量上的精准，医学要求的是发现疾病的规律，并找到有效的治疗方法和方药，而且要以最终的疗效作为评价标准，只有能够达到药到病除的治疗，才是真正的精准治疗。

中医精准治疗只能是特效方对特异性证，即"特异性方证"。凡是"呕而肠鸣，心下痞"者，半夏泻心汤主之，药到病除了，患者好了，这还不算精准治疗吗？难道说这种疗效比用抗生素治好了幽门螺杆菌导致的胃溃疡差吗？

中医研究的是人体在病因的作用下产生的整体状态的变化规律，即证的规律，这种规律是宏观的，有时是主观的，多数是功能的，多数是不可量化的，但却是有规律可循的。如果能够掌握证的发生发展变化规律，找到针对证的特效方，也能获得药到病除的特效，这就是精准治疗。所以，中医的精准治疗要从证开始，更多地探索和积累"特异性方证"。

"特异性方证"所能达到的药到病除的特效是医学追求的终极目标，所有的医学活动和努力都是为了达到这一目标，所有的医生都应该为达到这一目标而努力！只是因为达到这一目标实在太难，到现在为止，绝大部分的疾病达不到"特异性方证"的境界。所以，能够达到这种境界的疾病少之又少，甚至少到了可以忽略不计的程度，以至于绝大多数的医生不知道有"特异性方证"的存在，实在是医学的悲哀！

在全面掌握"特异性方证"的基础上，提高辨证论治水平，是中医取得疗效的关键。

中医的精准绝对不会是微观的、结构的，只能是证和方之间的精准关联，判断标准就是快捷的药到病除。

五、医学的目的就是找到特效药

医学的目的是什么？就是要治好病。怎么能够治好病呢？就是要寻找能够药到病除的特效药。那找到了没有呢？找到了一些，很不够。

西医的有些抗生素、疫苗就是有特效的，屠呦呦获得诺贝尔奖的青蒿素就是针对导致疟疾的疟原虫的特效药，但大部分疾病还没有特效药。没有特效药怎么办呢？只能退而求其次。因此，就有了替代疗法、支持疗法、对症疗法等。

中医找到了多少呢？也很有限，就是前述的"特异性方证"，而这些"特异性方证"大部分来源于张仲景的《伤寒杂病论》。迄今为止，没有人在"特异性方证"上超过张仲景，这才是《伤寒杂病论》流传千古的真正原因。

所有的证都能找到药到病除的"特效方"吗？从理论上说，所有的证都应该有特效的方，只是有的找到了，更多的还没有找到。《黄帝内经》说"言不可治者，未得其术也"（《灵枢·九针十二原》）。对还没有特效方的证怎么办呢？那就要辨证论治。

所以，医学的最高境界和最终目标，中医就是要寻找针对证的特效方，就是我们现在讨论的"特异性方证"；西医就是要寻找针对病的特效药。只有中医针对证的"特异性方"不断增加，西医针对病的特效药不断增加，医学才能不断接近征服疾病的目标。中医除"特异性方证"以外的治疗理论和方法，西医除特效药以外的治疗理论和方法，都是退而求其次的无奈之举，并不是医学的真正目标。

六、辨证论治是无方可用的无奈之举

在《伤寒论》中，凡是有方可用的证，都会直接用方，实在无方可用时才提出"观其脉证，知犯何逆，随证治之"，如以上所列举的桂枝汤证。现在认为"观其脉证，知犯何逆，随证治之"是辨证论治的最早根据，但这在《伤寒论》中却是没有方证可用时采取的无奈之举。所以，"特异性方证"是医学的最高境界，辨证论治是退而求其次的方法，其疗效的可靠性和操作性都不可与"特异性方证"相提并论。

比较一下,"特异性方证"和"辨证论治"。

《中医内科学》中"寒邪侵表"的辨证论治:

症状:恶寒,发热,无汗,头痛项强,身痛或骨节疼痛,痛处不移,得热痛减,遇冷痛剧,筋脉拘急不利,舌苔薄白,脉浮紧。

病机:寒邪伤表,肺卫不宣。

治法:辛温发汗,散寒解表。

方药:麻黄汤加减。

《伤寒论》中的特异性方证:

第35条:太阳病,头痛发热,身疼腰痛,骨节疼痛,恶风,无汗而喘者,麻黄汤主之。

从上面的比较可以看出,辨证论治一共有证、理、法、方、药五个步骤,而"特异性方证"只有证和方两步。

虽然"特异性方证"大部分可以用辨证论治进行分析,但因为方证之间的关系已经确定,这个过程可以省略,这也正是"特异性方证"的优势所在。其实,辨证论治最终的落脚点也只是方和证。

根据辨证论治,方和证都可以有不同的组合,但却只有"特异性方证"的用法最简单,疗效最肯定。如《伤寒论》第35条,对于本条的证,根据辨证论治,确定的治法是辛温发汗散寒,属于这一治法的方还有葱豉汤、九味羌活汤、荆防败毒散等,甚至还可以自己组方,显然只有麻黄汤疗效最好。

此外,有的证用辨证论治不能确定治疗,只能用方证。如半夏泻心汤证,在《伤寒论》和《金匮要略》中运用的标准只是"呕而肠鸣,心下痞",而根据"呕而肠鸣,心下痞"则不能辨出"寒热错杂,虚实互见"这一运用半夏泻心汤的证来,治疗过程不能完成;大陷胸汤证用辨证论治也不能辨出水和热来,得不出辨证论治所要求的证来;《金匮要略》中用小建中汤治虚劳也不能用辨证论治来完成。

即便是辨证论治的过程很完整,对同一个证,不同的医生可能开出不完全相同的方。这是因为辨证论治只是一个具有普遍适用性的原则,有很大的灵活性,却没有必要的确定性;医生的水平也不可能完全一样,在辨证论治的操作过程中还会存在差异，这些都会影响最终的治疗结果。对于同一个患者，不同的医生进行辨证论治会开出不同的方，显然，其中只有一个可能是最好的，甚至可能都不是最好的。而"特异性方证"则证和方相连，一般的医生也不会出现差异，可以确保疗效。

所以，凡是能用"特异性方证"的，决不用"辨证论治"。

这里绝没有贬低"辨证论治"的意思，相反，在"特异性方证"不多的情况下，"辨证论治"水平的高低是决定疗效的主要因素，在掌握已有的"特异性方证"的前提下，提高"辨证论治"的水平是提高疗效的主要途径，千万不能顾此失彼。

七、方证是中医学的落脚点

中医学无论你引入多少理论，无论你用什么方法，要治好病，必须落实到方证。

证是可以确定的，也是必须确定的。

证既然可以确定，就要努力寻找针对证的有特效的方，就是"特异性方证"。

张仲景已经为我们找到了很多，后世的一些医家也找到了一些，说明针对证的特效方是可以找到的。还没有找到的，医学界要努力去寻找。

证，是致病因素作用于人体后，人体所产生的反应，因此而导致的人体状态的变化。证反映了所有致病因素对人体的影响，现在中医所强调的整体观念、三因制宜等，都已经在证中得到了体现，并不需要另加考虑。

如同样是感受了寒邪，体质强壮的人就表现为太阳伤寒的麻黄汤证，脾胃虚弱的人就表现为太阳中风的桂枝汤证。

如第37条同样是太阳病十日已去，有的人表现为欲解，显然是正气强壮，抗病力强而自愈；有的人表现为小柴胡汤证，就是少阳之气本弱的人；有的人表现为麻黄汤证仍在，是正气较强，病尚未向里传变。

第149条同样是太阳传至少阳误下以后，有人是柴胡证仍在，这是体质较强壮的人，没有因为误下而变化；有人是大陷胸汤证，则可能是胃阳旺盛，素有水饮内停者，因误下而化热入里，水热互结，形成了结胸；有的人表现为半夏泻心汤证，是素体脾胃虚弱，误下更伤脾胃，导致气机升降紊乱，壅塞于中，而成了痞证。

所以，证，是中医的核心问题。证，就是各种致病因素作用于人体以后的综合表现。抓住了证，才算抓住了根本。中医学的任务就是寻找解决证的特效方，就是寻找"特异性方证"。

后来的一些医生，不明白张仲景的方证体系和"特异性方证"，还自以为是地根据季节和方位对仲景的方进行加减，这种无知的做法还得到很多人的赞赏，认为是比仲景进步了。

如北宋的庞安时在《伤寒总病论》"叙论"中说："桂枝汤，自西北二方居人，四时行之，无不应验。自江淮间地偏暖处，惟冬及春可行之。自春末及夏至以前，桂枝、麻黄、青龙内宜加黄芩也。自夏至以后，桂枝内故须随证增加知母、大青、石膏、升麻等辈取汗也。"

难道证的寒热仅仅是因为季节和方位吗？难道夏季和南方就没有麻黄汤证吗？难道冬季和北方就没有白虎汤证吗？自然界的气候寒冷，人体就一定要感受寒邪、表现为寒证吗？自然界的气候炎热，人体就一定要感受热邪、表现为热证吗？

较庞安时稍晚的朱肱在《类证活人书》中也有类似的说法："自春末及夏至以前，桂枝证可加黄芩半两；夏至后，有桂枝证，可加知母一两、石膏二两，或加升麻半两。"

桂枝汤内加石膏、知母，那就是白虎汤的方义，难道夏至以后的桂枝汤证的患者就变成太阳阳明合病了？以此类推，冬至以后白虎汤证的患者，应该加附子、干姜？

这种自以为比张仲景高明的人并不少。正是因为这些无知而狂妄的人，将张仲景的《伤寒杂病论》弄得面目全非，奇怪的是还受到很多人的追捧。

八、确定性是医学获得疗效的基础

医学必须追求确定性。没有确定性就不可能有肯定的疗效。张仲景时刻追求的都是确定性。前面提到的桂枝汤证，凡是能确定的都不模棱两可，只有到了第 16 条的坏病时，没有确定的方可用才提出了"观其脉证，知犯何逆，随证治之"的灵活原则。"特异性方证"就是医学追求确定性的典范，除此以外，追求确定性的例子比比皆是。

（一）张仲景诊断的确定性

《伤寒论》第 1 条太阳病的提纲是"太阳之为病，脉浮，头项强痛而恶寒"。其中"恶寒"就是太阳病的特异性表现，太阳病就是表证，所以，凡是有"恶寒"的就是表证，其他的病有"恶寒"的就是表未解。

太阳病，脉浮而动数，浮则为风，数则为热，动则为痛，数则为虚，头痛发热，微盗汗出而反恶寒者，表未解也。（134）

伤寒大下后，复发汗，心下痞，恶寒者，表未解也，不可攻痞，当先解表，表解乃可攻痞。解表宜桂枝汤，攻痞宜大黄黄连泻心汤。（164）

阳明病脉迟，虽汗出，不恶寒者，其身必重，短气，腹满而喘，有潮热者，此外欲解，可攻里也，手足濈然而汗出者，此大便已硬也，大承气汤主之；若汗多微发热恶寒者，外未解也，其热不潮，未可与承气汤；若腹大满不通者，可与小承气汤，微和胃气，勿令大泄下。（208）

从上述条文可见，恶寒和表证的关系是确定的。有恶寒就是有表证，治疗就是解表，再根据有无汗出，分别选用桂枝汤和麻黄汤，不会出现误治。现在的教材中模糊了恶寒和表证的关系，导致外感病初期的误治严重。

（二）张仲景鉴别诊断的确定性

伤寒五六日，呕而发热者，柴胡汤证俱，而以他药下之，柴胡证仍在者，复与柴胡汤。此虽已下之，不为逆，必蒸蒸而振，却发热汗出而解。若心下满而硬痛者，此为结胸也，大陷胸汤主之。但满而不痛者，此为痞，柴胡不中与之，宜半夏泻心汤。（149）

同是小柴胡汤证误下以后出现了心下的症状，若心下满而硬痛者是结胸；但满而不痛者，则为痞。区分得非常明确。

心下痞，按之濡，其脉关上浮者，大黄黄连泻心汤主之。（154）

本以下之，故心下痞，与泻心汤。痞不解，其人渴而口燥、烦、小便不利者，五苓散主之。（156）

同样是心下痞，如果脉关上浮的，是热痞，是大黄黄连泻心汤证，因为关主中焦，浮为热盛，即胃中有热，胃热气滞。若其人渴而口燥、烦、小便不利的，这是五苓散证的特征，所以是水痞。区分也非常明确，毫不含糊。

下之后，复发汗，昼日烦躁不得眠，夜而安静，不呕，不渴，无表证，脉沉微，身无大热者，干姜附子汤主之。（61）

患者的主证是烦躁不得眠。

是阴虚吗？阴虚所致心烦失眠在夜间，"昼日烦躁不得眠，夜而安静"，排除了阴虚的可能。

少阳也会心烦喜呕，是少阳吗？"不呕"排除了少阳的可能。

阳明里热炽盛也会心烦失眠，是阳明吗？"不渴"排除了阳明的可能。

太阳病也会因为全身疼痛而心烦失眠，还大青龙汤证的"不汗出而烦躁"，是太阳吗？"无表证"排除了太阳的可能。

有没有可能是阴寒内盛，虚阳外越的通脉四逆汤证呢？"脉沉微"而非"脉微欲绝"，"身无大热"，非"身反不恶寒，其人面色赤"，排除了通脉四逆汤证的可能。

本证乃下而复汗，肾阳急虚，昼日自然界阳气旺盛，虚弱的阳气乘阳旺之时与阴相争，而见昼夜烦躁不得眠；夜间自然界阴盛，虚阳不能与阴相争，而见夜而安静，但这种安静并非真正的安舒静卧，而是属于"但欲寐"之类，这是干姜附子汤证。

这条原文对烦躁不得眠的鉴别诊断是明确的，明确的前提是确定性。

（三）张仲景用药的确定性

太阳病，项背强几几，反汗出恶风者，桂枝加葛根汤主之。（14）

太阳病，项背强几几，无汗恶风（者），葛根汤主之。（31）

凡是项背强几几，就是加葛根，这也是确定的。

凡是气化不利水饮内停，就是用茯苓和桂枝的配伍，五苓散、苓桂术甘汤、苓桂甘枣汤、茯苓甘草汤等都是，这就是确定的。凡是水饮上逆的，都与心阳虚不能镇摄水气有关，必须振奋心阳，用桂枝、甘草的配伍，苓桂术甘汤、苓桂甘枣汤、茯苓甘草汤都有这一配伍。水饮停蓄的部位不同，用药就有区分，五苓散证是水在下焦的膀胱，所以，除了茯苓以外，还用了猪苓、泽泻，重在利下焦膀胱的水；苓桂术甘汤证还与脾虚有关，所以还用了白术；苓桂甘枣汤证部位也偏下，所以重用茯苓；茯苓甘草汤证与胃阳虚有关，所以用了生姜。

白头翁汤、黄芩汤、葛根芩连汤三个方都是治疗热利的。白头翁汤证乃肝经湿热下迫大肠，所以用白头翁、秦皮清肝热，用黄连、黄柏清肠热；黄芩汤证乃少阳胆热，所以用黄芩、芍药清少阳胆热；葛根芩连汤证乃阳明肠热，故用葛根、黄芩、黄连清解阳明肠热。

以上这些都是清清楚楚，明明白白，确定无疑。医学必须有确定性，张仲景时刻都在追求确定性。

（四）张仲景的确定性经常被变得不确定

对黄连阿胶汤证，看看柯韵伯怎么将确定的变成不确定的。

《伤寒论注》："鸡感巽化，得心之母气者也。黄禀南方火色，率芍药之酸，入心而敛神明；引芩连之苦，入心而清壮火；驴皮被北方水色，入通于肾，济水性急趋下，内合于心，与之相溶而成胶，是火位之下，阴精承之。凡位以内为阴，外为阳。色以黑为阴，赤为阳。鸡黄赤而居内，驴皮黑而居外，法坎宫内阴外阳之象，因以制壮火之食气耳。"

《伤寒附翼》："鸡子黄禀南方之火色，入通于心，可以补离宫之火，用生者搅和，取其流动之义也；黑驴皮禀北方之水色且咸先入肾，可以补坎宫之精，内合于心而性急趋下，则阿井有水精凝聚之要也，与之相溶而成胶；用以配鸡子之黄，合芩、连、芍药，是降火引元之剂矣。"

本来清心火，养心血，滋肾阴，清楚明白，确凿无疑。加上五行八卦以后，变得云山雾罩，稀里糊涂。

仲景的书被解释成这样的例子不少吧？

九、中医学背离了仲景的正确方向

（一）中医学的核心变成了"辨证论治"

在本文的开始已经证明：方证是《伤寒论》的核心；"特异性方证"是方证中的精华，是医学的最高境界，也是医学的终极目标；"辨证论治"是无方可用时退而求其次的无奈之举。

但现在中医界一致认为，《伤寒论》的核心是"辨证论治"。其根据就是《伤寒论》第16条在讨论坏病的治疗方法时所说的"观其脉证，知犯何逆，随证治之"。这一方法和现在所说的"辨证论治"很相似，所以，认为这是"辨证论治"的渊源。

也因此，"辨证论治"变成了现在中医学的核心。如《中医基础理论》认为："中医学理论体系的主要特点，一是整体观念，二是'辨证论治'。"《中医基础理论》教材是所有中医院校的学生必须学的教材，也是绝大部分自学中医的人都要学的教材，而且在所有的教材中都始终贯穿这一思想，"辨证论治"成了现在中医当然的核心。

张仲景《伤寒杂病论》的核心是方证，现在中医的核心变成了"辨证论治"，显然，中医背离了仲景的方向。

（二）"辨证论治"不是医学的目标

1."辨证论治"是无方可用时的无奈之举

"辨证论治"，也叫"辨证施治"。辨证，就是根据四诊所收集的资料，通过分析、综合，辨清疾病的病因、性质、部位，以及邪正之间的关系，概括、判断为某种性质的证；论治，是根据辨证的结果，确定相应的治疗方法。

在《伤寒论》中，凡是有方可用的证，都会直接用方，实在不能用方的才提出"观其脉证，知犯何逆，随证治之"，如前面所列举的桂枝汤证。现在认为"观其脉证，知犯何逆，随证治之"是"辨证论治"的最早根据，但这在《伤寒论》中却是没有方证可用时采取的无奈之举。

2."辨证论治"是原则不是疗效

"辨证论治"只是一种具有普遍适用性的原则，并不代表肯定的疗效。

就是说什么病都可以进行"辨证论治"，但疗效怎么样并不肯定，即有的可能有效，有的可能无效。

为什么张仲景不是首先用"辨证论治"，而是在没有方可用的时候才用"辨证论治"？就是因为"辨证论治"只是一个具有普遍适用性的原则，并不代表肯定的疗效。

（三）方证被抛弃

张仲景的方证体系具有确定性、简单性和可重复性，这些应该是优点，不是缺点。而这些优点可能与西医比较相近而不被现在的中医重视。现在的中医好像有意在突出灵活性（即不确定性）、复杂性（增加操作的难度）和不可重复性。给人的感觉是，中医就必须是复杂的，难以操作的，不可捉摸的，不可重复的，否则就不足以显示中医的水平。因此，中医就往更加复杂的方向靠近，并且有不断虚玄化、神秘化的趋势。张仲景的确定的、简单的、可重复的、疗效肯定的方证体系，被各种复杂的神秘体系进行解释，如气化、运气、八卦，现在主流的规范体系就是对张仲景的方证进行"辨证论治"。如对《伤寒论》第35条麻黄汤证，本来有前面的证，直接用麻黄汤就可一服汗出病瘥。但现在却要将这一过程变成"辨证论治"的五个步骤，将确定性变成了不确定性，将肯定的疗效变成可能的疗效。

（四）"特异性方证"被忽略

"特异性方证"所获得的药到病除的特效是医学追求的终极目标，所有的医学活动和努力都是为了达到这一目标，所有的医生都应该为达到这一目标而努力！但中医的现状却与此相反，"特异性方证"被忽略了。

"特异性方证"被忽略的主要原因可能是对经典的忽视。真正愿意读经典，有能力读经典的人并不多。现在读经典的人也多是带着"辨证论治"的框框在读，我自己早期也是这样，把张仲景的"特异性方证"都读成了"辨证论治"。另外一个原因可能是因为"特异性方证"的数量较少。到现在为止，绝大部分的治疗达不到"特异性方证"的境界，能够达到"特异性方证"境界的少，因为少而直接被忽略了。

还有一个原因可能是因为"特异性方证"的用法太简单了，完全没有技术含量，不能体现出中医的技术水平。

现在绝大多数的医生不知道有"特异性方证"的存在。对于张仲景已经为我们确定了的，经历了近2000年验证疗效肯定的"特异性方证"在中医界消失了。

无论什么原因，"特异性方证"都不应该被忽略。能够达到药到病除的"特异性方证"不能因为数量少而被忽略。因为少才显得更加弥足珍贵，好的东西从来都没有多过。

"特异性方证"的精准、快捷、高效、可重复，体现的不是没有水平，而是正相反。没有深厚的医学理论功底，没有丰富的临床经验，没有艰苦卓绝的努力，不可能找到并确定一个"特异性方证"。张仲景对医学的卓越贡献就是他在前人的基础上，凭借超凡的智慧，为我们留下了这么多的"特异性方证"。从我们对小柴胡汤证的分析可以看出，发现、确定一个"特异性方证"有多么复杂、多么困难！

现在治疗疟疾可以直接用青蒿素，这个过程确实简单，确实没有技术含量。但是从发现到提取到能够用到临床的过程却漫长、复杂、充满艰辛，以屠呦呦教授为代表的团队，历经几十年才做出了我们现在可以直接用的这个简单的方法，屠呦呦教授也因此获得了诺贝尔奖，发现青蒿素能够治疗疟疾的过程简单吗？虽然说这是西医针对病因寻找特效药的过程，但中医寻找针对证的特效方并不会比这个过程简单。

（五）中医变成了没有目标

医学的目的是什么？不就是治好病吗！不就是希望每个病都有特效药吗！如果每个病都有特效药，每个证都有特效方，能药到病除，医学才真正达到了目的。医学的全部目的就是为了寻求针对病的特效药和针对证的特效方，并不是为了寻求像支持疗法、替代疗法、对症疗法、"辨证论治"等这样一些方法，这些方法是对那些尚无特效药的病、尚无特效方的证而采取的权宜之计。如果对已经有特效药的病、已经有特效方的证，还要用这些权宜之计，那就是本末倒置了。

"特异性方证"是经过反复验证疗效肯定的治疗方法；"辨证论治"是在没有"特异性方证"可用的前提下才不得已而为之的方法，可能有效而并不能保证有效。"特异性方证"是肯定的疗效，是鱼；"辨证论治"是可能有效的方法，是渔。"特异性方证"是已经形成的成果，"辨证论治"还只是方法。有"特异性方证"还用"辨证论治"是倒退，是变肯定疗效为可能疗效、舍简就繁、放弃疗效而纯粹追求过程，是盲目的行为。

如果中医学从张仲景的以追求"特异性方证"为目标的方证体系，变成了张仲景在无方可用的无奈之时才用的权宜之计"辨证论治"，则医学就失去了目标。"特异性方证"是肯定的疗效，"辨证论治"只是具有普遍适用性的方法。追求"特异性方证"，则可能随着时间的推移，"特异性方证"的不断增加，而不断接近所有的证都能药到病除的目标，最终征服所有疾病；追求"辨证论治"，医学最终能得到的也只是一种具有普遍适用性的原则，医学能达到的境界永远都是可能有效，也可能无效。

十、医学的正确方向

医学的正确方向是全面掌握已有的"特异性方证"，不断发掘新的"特异性方证"，努力提高"辨证论治"的水平。

医学的正确方向是，先学习掌握张仲景为我们提供的"特异性方证"，每个医生都应该在透彻理解《伤寒杂病论》的基础上，根据张仲景的原意，结合自己的临床实践，不断摸索、拓展"特异性方证"，尽量多地寻找、挖掘特异性方证；如果在张仲景的基础上，每个医生在其一生中，能够摸索、总结出一到两个"特异性方证"，经过若干代人的努力，就有可能对所有的证都找到特效方，都有"特异性方证"可用，人类就能达到征服所有疾病的终极目标。

在医学发展的过程中，对尚无"特异性方证"可用的则用"辨证论治"，并且要努力提高"辨证论治"的水平，因为"辨证论治"的水平决定这些尚无"特异性方证"可用的证的疗效。

再一次强调，中医不应该抛弃"特异性方证"。

但是，强调"特异性方证"并不是抛弃"辨证论治"，而是正相反，必须努力提高"辨证论治"的水平。

第二章

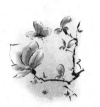

特异性方证的确定和运用

第一节　桂枝汤

【特异性方证】

1. 恶寒、发热、汗出，舌质淡苔薄白，脉浮缓者，桂枝汤主之。

2. 脾胃虚弱者感受了寒邪，恶寒、发热者，桂枝汤主之。

3. 妇女妊娠早期，口渴、恶心呕吐、不能进食，没有恶寒发热、舌质淡苔薄白者，桂枝汤主之。

一、桂枝汤方证分级

（一）特异性方证等级

太阳中风，阳浮而阴弱，阳浮者热自发，阴弱者汗自出，啬啬恶寒，淅淅恶风，翕翕发热，鼻鸣干呕者，桂枝汤主之。（《伤寒论》12）

太阳病，头痛，发热，汗出，恶风，桂枝汤主之。（（《伤寒论》13）

师曰：妇人得平脉，阴脉小弱，其人渴，不能食，无寒热，名妊娠，桂枝汤主之。于法六十日当有此证，设有医治逆者，却一月加吐下者，则绝之。（《金匮要略·妇人妊娠病脉证并治》1）

（二）一般适用等级

太阳病，外证未解，脉浮弱者，当以汗解，宜桂枝汤。（《伤寒论》42）

太阳病，外证未解，不可下也，下之为逆。欲解外者，宜桂枝汤。（《伤寒论》44）

太阳病，先发汗不解，而复下之，脉浮者不愈，浮为在外，而反下之，故令不愈。今脉浮，故在外，当须解外则愈，宜桂枝汤。（《伤

寒论》45）

　　病常自汗出者，此为荣气和，荣气和者，外不谐，以卫气不共荣气谐和故尔。以荣行脉中，卫行脉外，复发其汗，荣卫和则愈，宜桂枝汤。（《伤寒论》53）

　　病人脏无他病，时发热自汗出而不愈者，此卫气不和也。先其时发汗则愈，宜桂枝汤。（《伤寒论》54）

　　伤寒不大便六七日，头痛有热者，与承气汤。其小便清者，知不在里，仍在表也，当须发汗。若头痛者，必衄，宜桂枝汤。（《伤寒论》56）

　　伤寒发汗已解，半日许复烦，脉浮数者，可更发汗，宜桂枝汤。（《伤寒论》57）

　　伤寒，医下之，续得下利清谷不止，身疼痛者，急当救里；后身疼痛，清便自调者，急当救表。救里宜四逆汤，救表宜桂枝汤。（《伤寒论》91）

　　太阳病，发热，汗出者，此为荣弱卫强，故使汗出。欲救邪风者，宜桂枝汤。（《伤寒论》95）

　　伤寒大下后，复发汗，心下痞，恶寒者，表未解也；不可攻痞，当先解表，表解乃可攻痞。解表宜桂枝汤，攻痞宜大黄黄连泻心汤。（《伤寒论》164）

　　阳明病，脉迟，汗出多，微恶寒者，表未解也，可发汗，宜桂枝汤。（《伤寒论》234）

　　病人烦热，汗出则解，又如疟状，日晡所发热者，属阳明也。脉实者，宜下之；脉浮虚者，宜发汗。下之，与大承气汤；发汗，宜桂枝汤。（《伤寒论》240）

　　太阴病，脉浮者，可发汗，宜桂枝汤。（《伤寒论》276）

　　下利，腹胀满，身体疼痛者，先温其里，乃攻其表。温里，宜四逆汤；攻表，宜桂枝汤。（《伤寒论》372）

　　吐利止而身痛不休者，当消息和解其外，宜桂枝汤小和之。（《伤寒论》387）

（三）可能适用等级

太阳病，下之后，其气上冲者，可与桂枝汤，方用前法；若不上冲者，不得与之。（《伤寒论》15）

太阳病，初服桂枝汤，反烦不解者，先刺风池、风府，却与桂枝汤则愈。（《伤寒论》24）

服桂枝汤，大汗出，脉洪大者，与桂枝汤，如前法。若形似疟，一日再发者，宜桂枝二麻黄一汤。（《伤寒论》25）

产后风，续之数日不解，头微痛，恶寒，时时有热，心下闷，干呕，汗出，虽久，阳旦证续在耳，可与阳旦汤。（《金匮要略·妇人产后病脉证治》）

（四）无方可用等级

太阳病三日，已发汗，若吐、若下、若温针，仍不解者，此为坏病，桂枝不中与之也。观其脉证，知犯何逆，随证治之。（《伤寒论》16，上半段）

（五）不适用等级

桂枝本为解肌，若其人脉浮紧，发热汗不出者，不可与之也。常须识此，勿令误也。（《伤寒论》16，下半段）

若酒客病，不可与桂枝汤，得之则呕，以酒客不喜甘故也。（《伤寒论》17）

凡服桂枝汤吐者，其后必吐脓血也。（《伤寒论》19）

太阳病，下之后，其气上冲者，可与桂枝汤，方用前法。若不上冲者，不得与之。（《伤寒论》15）

二、太阳中风和解肌

《伤寒论》第2条："太阳病，发热，汗出，恶风，脉缓者，名为中风。"结合第1条："太阳之为病，脉浮，头项强痛而恶寒"，则太阳中风的基本表现为：恶寒或恶风，发热，汗出，脉浮缓。

太阳中风的病因，历代医家多以风邪立论，认为感受了风邪所以恶风，汗出是因为风性开泄导致的。但我认为其病因并不是风邪，只能是寒邪。"恶风"和"恶寒"在特征和机理上是相同的，两者仅仅是程度上的差异，"恶风"即"恶寒"之轻者，其表现为有风则恶，无风则安，虽然是有风则恶，但是也不为加衣被或烤火所减轻，所以两者没有本质的区别，并不是感受了寒邪就恶寒，感受了风邪就恶风。其根据是，第35条"太阳病，头痛发热，身疼腰痛，骨节疼痛，恶风，无汗而喘者，麻黄汤主之。"太阳伤寒也可以恶风的；第12条的桂枝汤证既有"啬啬恶寒"，又有"淅淅恶风"，可见，从恶寒和恶风并不能区别伤寒和中风，也就是说，并不能认为"恶寒"是寒邪引起，"恶风"是风邪引起。我认为，六淫之中的风邪，其实质是寒邪之程度较轻者。

《伤寒论》第16条云："桂枝本为解肌，若其人脉浮紧，发热汗不出者，不可与之也。"说明桂枝汤的功效是解肌，不是发汗。所以我们现在将桂枝汤的功效称为"解肌祛风（祛风不准确，应该是祛寒），调和营卫"；麻黄汤的功效为"发汗解表，宣肺平喘"。

发汗，亦称发表，是用辛温发汗的方药，通过开发腠理，促进出汗以祛除寒邪。其适应证是太阳伤寒表实证，代表方是麻黄汤，其病机是寒邪束表，腠理闭塞，其典型的表现是发热恶寒无汗。从病位来看，最为表浅；从性质来看，纯实无虚。

解肌，是通过补脾胃而实现调补营卫，协调营卫关系，恢复营卫功能而汗出邪去的方法。桂枝汤是其典型代表。肌，还有肌肉的意思，桂枝汤证与麻黄汤证相比，病深一层，从所属脏腑来看，麻黄汤证在肺，治疗目的以宣肺为主；桂枝汤证在脾胃，治疗目的在于补脾胃。所以桂枝汤的根本是补脾胃而祛外邪。第一，从组方分析，桂枝汤属于辛甘温之剂，除了具有解肌祛寒的作用外，还可调补中焦，强壮胃气。方中桂枝辛甘温，除可解肌祛寒、温通血脉外，尚可温补脾胃，《神农本草经》谓"主咳逆上气，结气喉痹，吐吸，利关节，补中益气"。生姜辛温，除可助桂枝散邪外，还可温中健胃；甘草甘平，益气健脾；大枣甘平，补脾益胃，滋营养血。芍药酸苦微寒，养血敛营，《神农本草经》谓"主邪气腹痛，除血痹，破坚积寒热疝瘕，止痛，利小便，益气"。第二，服桂枝汤后要求啜热稀粥，资谷气以补脾胃。可见桂枝汤解肌祛寒源于调和营卫，调和营卫源于补益中焦。在脾胃强健，气血充沛的基础上，用桂枝通调卫气，则腠理开而汗出邪去；用芍药收敛营气，则营内守而不致过汗伤正。营卫和而腠理开阖有度，腠理开而发汗祛邪，邪去则腠理阖而汗自止。尤在泾在论小建中汤时说"欲求阴阳之和者，必求于中气，求中气之立者，必以建中也"。这一精辟论述也适于桂枝汤，因为营卫源于阴阳，建中源于桂枝也。清代章虚谷在《伤寒论本旨》中论桂枝汤时说"此方立法，从脾胃以达营卫，周行一身，融表里，调阴阳，和气血，通经脉"，则更加明确。

只有理解了解肌的实质，才可能真正理解桂枝汤证的实质。

桂枝汤的功效是解肌，解肌的实质是补脾胃，则桂枝汤证的本质是脾胃虚弱又感受了寒邪。体质强壮的人感受了寒邪，形成的就是麻黄汤证，脾胃虚弱的人感受了寒邪，形成的就是桂枝汤证。发热与恶寒并见，是太阳病的特征，即外感寒邪的特征；汗出与否是区分桂枝汤证和麻黄汤证的关键。桂枝汤证特异性方证的构成要素是，恶寒、发热、汗出。桂枝汤证的原文中特异性方证等级的条文第 12 条、13 条的要素就是恶寒、发热、汗出。所以，第 12 条和第 13 条是张仲景为我们提供的桂枝汤证的特异性方证。

一般而言，脾胃虚弱的人感受了寒邪以后容易表现为桂枝汤证，但也并不是都表现为典型的桂枝汤证，即便如此，只要患者有脾胃虚弱的证据，那也是桂枝汤证。原文第 42 条就是类似的例子。

先看一则病案。

患者刘某，男，45 岁，因受凉出现发热，体温 37.8℃，无汗，恶寒，头痛后部明显，脖子难受，鼻塞流清涕，大便不成形，咽不痛，口不渴，舌质淡有齿痕苔薄白，脉浮弱。平时大便溏，容易拉肚子。

处方：桂枝 15g，白芍 15g，生姜 5 片，大枣 12 枚，炙甘草 6g。1 剂，用水 1200mL，煮取 600mL，分 3 次温服，药液的温度稍高，有微微烫口的感觉，服药后 10 分钟，喝 200mL 热稀粥，盖被子睡觉 2 小时，全身出微汗而愈。

"太阳病，外证未解，脉浮弱者，当以汗解，宜桂枝汤。"

太阳病，外证未解，治疗原则应该是发汗。脉浮弱，显然不适合麻黄汤之发汗，用桂枝汤之解肌更为妥当。如果是脉浮紧，当然要用麻黄汤。这是根据脉象判断病机、选择治法的示例。还应该注意的是，如果脉浮弱与恶风、汗出并见，用桂枝汤是毫无疑问的；即使是脉浮弱与恶寒、无汗并见，也提示正气不足，用麻黄汤发汗应慎重，用桂枝汤解肌更稳妥。透彻地理解了太阳中风和解肌的实质，就可以拓展出一个特异性方证：脾胃虚弱者感受了寒邪，恶寒，发热者，桂枝汤主之。

很多中医一辈子都没有弄明白，为什么小建中汤是桂枝汤的变方？中医院校的教科书中，桂枝汤属于解表剂，解表剂肯定是祛邪的，小建中汤属于温里剂，温里剂肯定是补虚的，二者看起来是风马牛不相及的。很多人会说"虚人感冒建其中"，却也并不知道为什么虚人感冒要建其中。所以，很多前辈跟我反复强调，学不好经典，特别是学不好《伤寒论》是不可能成为合格的医生的。在此，我也要跟大家反复强调，学不好经典，特别是学不好《伤寒论》是不可能成为名医的。不弄清楚太阳中风的本质，不弄清楚解肌的实质，显然是不可能真正会用桂枝汤的。桂枝汤都不会用，怎么可能成为名医呢？其实现在不会用桂枝汤的名医还挺多的。

三、临床运用

（一）太阳中风证

这是桂枝汤的主治证，桂枝汤就是为治疗太阳中风证而设的。《伤寒论》中所说的"桂枝证"指的就是太阳中风证，如第 34 条之"太阳病，桂枝证，医反下之，利遂不止，脉促者，表未解也；喘而汗出者，葛根黄芩黄连汤主之。"

根据第 1 条太阳病的提纲，脉浮、头项强痛、恶寒，第 2 条太阳中风证提纲，发热、恶风、汗出、脉缓，第 12 条和第 13 条桂枝汤的主治证，太阳中风证的表现有：恶风或恶寒、发热、汗出、头痛或头项强痛、鼻鸣干呕、脉浮缓或浮弱。其中特异性的表现是恶风或恶寒、发热、汗出，这也是桂枝汤特异性方证的构成要素。

（二）与外感无关的发热自汗

这是桂枝汤的适应证之一，即原文第 53 条和第 54 条所述证。主要表现是常自汗出，或时发热自汗出而不愈。病机是营卫不和，但与外感无关，也就是说这种营卫不和是身体自身的原因，主要应该是脾胃虚弱。

鉴别诊断的要求是"脏无他病"，就是要排除脏腑的病变导致的发热汗出，如肝肾阴虚也可以导致发热、汗出。也须要和小柴胡汤证进行鉴别，针对长期发热汗出而不愈的患者，也有可能是小柴胡汤证。二者的鉴别要点是，桂枝汤证的本质是脾胃虚弱而且偏寒，表现为舌质淡苔薄白，脉浮缓或浮弱；小柴胡汤证的本质是胆热胃寒，但以胆热偏甚，表现为舌质红苔薄黄，脉弦细。

（三）太阳病汗下后或有正气虚弱而表证仍在者

这也是桂枝汤的适应证。

太阳病已经用过汗、吐、下等治法，表证仍在，还须继续发汗解表，因为用过汗、吐、下等治法后，正气已经受到了损伤，用麻黄汤发汗容易导致过汗进一步伤正，用桂枝汤解肌更合适，更安全。如第 15 条的"太阳病，下之后，其气上冲者"，第 24 条的"太阳病初服桂枝汤，反烦不解者"，第 57 条的"伤寒发汗已解，半日许复烦"等。

有的患者虽然没有经过治疗，但本身正气虚弱，同时有表证，这个时候解表也不能用麻黄汤，而要用桂枝汤，如第 42 条"太阳病外证未解，脉浮弱者，当以汗解，宜桂枝汤"。

这一类适应证的要点是，太阳病，表证未解，正气虚弱。

（四）太阴病兼表证

这也是桂枝汤的适应证。

太阴病的本质是脾胃虚寒，如果兼表，就是脾胃虚寒兼表，桂枝汤的本质就是温补脾胃，所以是适合的，如第 276 条"太阴病，脉浮者，可发汗，宜桂枝汤"。须注意的是，这只是太阴虚寒的体质感受了寒邪，并没有明确的太阴病的表现，如下利腹痛等。如果有典型的太阴病的表现，同时还有表证，用桂枝汤就不够了，应该用桂枝人参汤，如原文第 163 条。

（五）《金匮要略》中用于妇人妊娠恶阻和产后受寒

妊娠恶阻属于脾胃虚弱的是桂枝汤的适应证，但妊娠恶阻还常见湿热、痰阻、肝气犯胃等，这些都不是桂枝汤的适应证，应该区分清楚。

产后受寒导致的感冒发热，舌质淡苔薄白的是桂枝汤证，身痛严重的是桂枝新加汤证；舌质红苔薄黄、脉弦细的则是小柴胡汤证。

四、特异性方证

（一）《伤寒论》提供的特异性方证

[方证一] 恶寒，发热，汗出，舌质淡，苔薄白，脉浮缓者，桂枝汤主之。

【特异性方证构成要素】恶寒或恶风，发热，汗出。

【讲解】根据《伤寒论》原文第 1 条、第 2 条、第 12 条和第 13 条总结而来。脾胃虚弱的人感受寒邪的典型表现就是太阳中风证，即恶寒、发热、汗出、脉浮缓。

[方证二] 妇女妊娠早期，口渴、恶心呕吐、不能进食，没有恶寒发热，舌质淡，苔薄白者，桂枝汤主之。

【特异性方证构成要素】妊娠恶阻，即妊娠早期恶心呕吐，舌质淡苔薄白。

【讲解】妊娠恶阻属于脾胃虚弱者，是桂枝汤证，舌质淡苔薄白是鉴别要点。

（二）根据《伤寒论》拓展的特异性方证

[方证] 脾胃虚弱者感受了寒邪，桂枝汤主之。

【特异性方证构成要素】恶寒或恶风，发热，脾胃虚弱的表现。

【讲解】脾胃虚弱感受寒邪的典型表现是太阳中风证，但也有不典型的时候，即有的患者可以是无汗的，但只有脾胃虚弱的证据，就是桂枝汤主之。

五、桂枝汤加减方的特异性方证

（一）桂枝加葛根汤

【原文】太阳病，项背强几几，反汗出恶风者，桂枝加葛根汤主之。(《伤寒论》14)

【特异性方证构成要素】恶寒，发热，汗出，项背强几几。

【讲解】即在桂枝汤证特异性方证构成的基础上，再加项背强几几。项背强几几是加葛根的指征。

（二）桂枝加厚朴杏子汤

【原文】

喘家作，桂枝汤加厚朴、杏子佳。(《伤寒论》18)

太阳病，下之微喘者，表未解故也，桂枝加厚朴杏子汤主之。(《伤寒论》43)

【特异性方证构成要素】恶寒，发热，汗出，喘。

【讲解】即在桂枝证特异性方证构成的基础上，再加上喘。喘是加厚朴、杏子的指征。

原文有省略，因主方为桂枝汤，故必有桂枝汤证的构成，此为承后省略。

（三）桂枝加附子汤

【原文】太阳病，发汗，遂漏不止，其人恶风，小便难，四肢微急，难以屈伸者，桂枝加附子汤主之。(《伤寒论》20)

【特异性方证构成要素】恶寒，发热，汗出不止，小便难，四肢微急，难以屈伸。

【讲解】在桂枝汤证特异性方证构成的基础上，再加上汗出不止、小便难、四肢微急、难以屈伸。遂漏不止，指汗出多而不停止，出汗的症状很重、很突出，形成原因是汗不如法，过汗伤阳，阳虚不固；小便难，指量少而且不畅；四肢微急，难以屈伸，指的是四肢轻微的痉挛，屈伸时不舒服。产生这些症状的根源是汗出不止，而汗出不止的根源是阳虚不固，阳虚不固是加附子的根据。

（四）桂枝去芍药汤

【原文】太阳病，下之后，脉促，胸满者，桂枝去芍药汤主之。（《伤寒论》22）

【特异性方证构成要素】恶寒，发热，汗出，脉促，胸满。或桂枝汤证后出现脉促、胸满。

【讲解】在桂枝汤证特异性方证构成的基础上，加上脉促、胸满。或者先有桂枝汤证的特异性方证，后出现脉促、胸满。脉促、胸满的病机是胸阳不振，是去芍药的根据。

（五）桂枝去芍药加附子汤

【原文】太阳病，下之后，脉促，胸满者，桂枝去芍药汤主之；若微寒者，桂枝去芍药加附子汤主之。（《伤寒论》22）

【特异性方证构成要素】恶寒，发热，汗出，脉微，胸满。或桂枝汤证后出现脉微、胸满。

【讲解】原文"若微寒"应为"脉微恶寒"。在桂枝汤特异性方证构成的基础上，再加上脉微、胸满。或者先有桂枝汤证，后出脉微、胸满。胸满的病机是胸阳不振，脉微是阳气虚弱的表现，是加附子的根据。

（六）桂枝加芍药生姜各一两人参三两新加汤

【原文】发汗后，身疼痛，脉沉迟者，桂枝加芍药生姜各一两人参三两新加汤主之。（《伤寒论》62）

【特异性方证构成要素】恶寒，发热，汗出，身疼痛，脉沉迟。

【讲解】在桂枝汤特异性方证构成的基础上，加身疼痛、脉沉迟。身疼痛是太阳病可以有的症状，形成机理是寒邪束表，经脉郁滞，不通则痛，这种身疼痛经过发汗应该消失或减轻，如果发汗后疼痛不减甚至反增，说明疼痛的机理不仅仅是不通则痛，而可能是气营损伤、经脉失养的不荣则痛。

脉沉为气虚，迟为血虚，《伤寒论》第50条谓："假令尺中迟者，营气不足，血少故也。"气营不足是加芍药、人参的根据；加生姜，则说明寒邪也比桂枝汤证重。

附：桂枝加芍药生姜各一两人参三两新加汤拓展的特异性方证

[方证一] 气血亏虚的人感受寒邪，恶寒，发热，舌质淡，苔薄白，脉浮弱者，桂枝加芍药生姜各一两人参三两新加汤主之。

【特异性方证构成要素】气血亏虚，感受寒邪，舌质淡苔薄白，脉浮弱。

【讲解】气血亏虚是桂枝加芍药生姜各一两人参三两新加汤证的体质基础；恶寒、发热是感受寒邪的特征；舌质淡苔薄白、脉浮弱，是桂枝汤证的典型舌脉。因为气血亏虚的人感受寒邪，也有可能是小柴胡汤证，而小柴胡汤证的舌脉是舌质红苔薄黄、脉弦细。

[方证二] 产后感受寒邪，恶寒，发热，舌质淡，苔薄白，脉浮弱者，桂枝加芍药生姜各一两人参三两新加汤主之。

【特异性方证构成要素】产后，感受寒邪，舌质淡苔薄白，脉浮弱。

【讲解】气血亏虚是桂枝加芍药生姜各一两人参三两新加汤证的体质基础，产后是气血亏虚的原因；恶寒、发热，是感受寒邪的特征；舌质淡苔薄白、脉浮弱，是桂枝汤证的典型舌脉。因为气血亏虚的人感受寒邪，也有可能是小柴胡汤证，而小柴胡汤证的舌脉是舌质红苔薄黄，脉弦细。

[方证三] 妇女经期感受寒邪，恶寒，发热，舌质淡，苔薄白，脉浮弱者，桂枝加芍药生姜各一两人参三两新加汤主之。

【特异性方证构成要素】妇女经期，感受寒邪，舌质淡苔薄白，脉浮弱。

【讲解】气血亏虚是桂枝加芍药生姜各一两人参三两新加汤证的体质基础，妇女经期是气血亏虚的原因；恶寒、发热是感受寒邪的特征；舌质淡苔薄白、脉浮弱，是桂枝汤证的典型舌脉。因为气血亏虚的人感受寒邪，也有可能是小柴胡汤证，而小柴胡汤证的舌脉是舌质红苔薄黄，脉弦细。

（七）小建中汤

【原文】

伤寒，阳脉涩，阴脉弦，法当腹中急痛，先与小建中汤；不瘥者，小柴胡汤主之。(《伤寒论》100)

伤寒二三日，心中悸而烦者，小建中汤主之。(《伤寒论》102)

虚劳里急，悸，衄，腹中痛，梦失精，四肢酸疼，手足烦热，咽干口燥，小建中汤主之。(《金匮要略·血痹虚劳病脉证并治》13)

男子黄，小便自利，当与虚劳小建中汤。(《金匮要略·黄疸病脉证并治》22)

妇人腹中痛，小建中汤主之。(《金匮要略·妇人杂病脉证并治》18)

【特异性方证构成要素】

之一：形体瘦弱的人出现虚寒性的腹痛，无理中汤证者。

之二：形体瘦弱的人，伤寒二三日，心中悸而烦者。

之三：虚劳，即五脏并损、气血阴阳皆虚者。

之四：形体瘦弱的人出现面色皮肤萎黄无华，无黄疸特征者。

【讲解】

小建中汤是甘温补益强壮剂，适宜人群的体质特征为：形体瘦弱，面色无华，喜食甜食，舌质淡苔薄白，脉弱。

之一：虚寒性的腹痛是小建中汤适应证，其腹痛的特征是腹满时痛，或隐隐而痛，或拘急疼痛，喜温喜按。首先，要和理中汤证进行鉴别，即没有脾阳虚弱、运化失司的表现，如呕吐、下利等；小建中汤是桂枝加芍药汤再加饴糖而成，其与桂枝加芍药汤证的区别是，虚寒的特征突出，即腹痛喜温喜按，形体瘦弱，面白或萎黄无华，舌质淡苔薄白，脉弱。其次，急性的、剧烈的腹痛，或腹部胀满疼痛拒按，伴大便秘结，这些都不是小建中汤证，应予以鉴别。

之二：外感寒邪二三天，病程不算太长，出现心悸而烦，说明素体心脾亏虚，是小建中汤的适应证，此即"虚人感冒建其中"，同时应该符合小建中汤证的体质特征。

之三：虚劳至今没有规范的定义，根据上述小建中汤的证治原文，我的意见是将虚劳定义为：五脏并损、气血阴阳皆虚的复杂性虚弱病证。对于五脏并损、气血阴阳俱虚的虚劳，可谓一团乱麻，错综复杂，如果按照正治法，始终不得要领，无处着手。在《灵枢·终始》载："阴阳俱不足，补阳则阴竭，泻阴则阳脱，如是者可将以甘药，不可饮以至剂。"据此，我的意见是将建中法定义为：以小建中汤为代表的，以建立中气为方法，以恢复气血阴阳和五脏虚弱为目的的治疗方法。

建中者，有建立中气之意。脾胃位居中焦，为营卫气血生化之源，中气立则化源足，五脏皆可得养，这也是治病求本思想的体现。对于一些错综复杂，无法正治的疾病，应求于中焦。《黄帝内经》强调"化不可代，时不可违"。

之四：如果面色及皮肤萎黄接近黄疸者，是体质虚衰的程度很重，如果排除了黄疸，即没有目黄、尿黄，就是小建中汤证。

（八）桂枝加芍药汤

【原文】本太阳病，医反下之，因而腹满时痛者，属太阴也，桂枝加芍药汤主之。（《伤寒论》279）

【特异性方证构成要素】太阳病下后腹满时痛，无太阴病之理中汤证表现。

【讲解】太阳病下后腹满时痛，没有呕吐下利等理中汤证，说明其病机不是脾虚湿阻，寒凝气滞。《神农本草经》记载："芍药，味苦平。主邪气腹痛，通血痹，破坚积寒热疝瘕，止痛，利小便，益气。"《名医别录》记载："味酸平，微寒，有小毒。主通顺血脉，缓中，散恶血，逐残血，去水气，利膀胱大小肠，消痈肿，时行寒热，中恶腹痛，腰痛。"据上述记载，芍药的主要功能是止痛，特别是止腹痛，而止痛的机理是活血。所以，桂枝加芍药汤证腹痛乃血瘀所致。其病位是太阳病误下伤脾，脾络瘀滞，影响的是脾本身的血液运行。理中汤证也是伤脾，但伤的是脾阳，影响的是脾的运化功能。

（九）桂枝加大黄汤

【原文】本太阳病，医反下之，因而腹满时痛者，属太阴也，桂枝加芍药汤主之；大实痛者，桂枝加大黄汤主之。（《伤寒论》279）

【特异性方证构成要素】太阳病下之后腹部大实痛，无阳明腑实证者。

【讲解】太阳病下之后，腹满时痛，是桂枝加芍药汤证；若痛的程度增加，呈持续性，则是桂枝加大黄汤证，于上方加大黄。其形成机理仍然是血瘀，只是程度加重。《神农本草经》记载："大黄，味苦寒，主下瘀血，血闭。"所以，大黄也是活血药。腹痛很严重，须要和大承气汤证区别。大承气汤证是阳明腑实，燥热内结，临床表现有潮热谵语、汗多、口渴、大便秘结、舌质红苔黄燥等。显然，用辛甘温的桂枝汤加重芍药，再加二两大黄，不能治疗阳明腑实的腹部胀满疼痛。所以，桂枝加大黄汤证只有腹痛，没有阳明腑实。

（十）桂枝加龙骨牡蛎汤

【原文】夫失精家，少腹弦急，阴头寒，目眩，发落，脉极虚芤迟，为清谷，亡血，失精。脉得诸芤动微紧，男子失精，女子梦交，桂枝加龙骨牡蛎汤主之。（《金匮要略·血痹虚劳病脉证并治》）

【特异性方证构成要素】男子失精或女子梦交，少腹弦急，阴部寒冷，目眩，发落，脉极虚芤迟或芤动微紧。

【讲解】失精或梦交，用桂枝汤为主治疗，是从中焦脾胃入手，补益脾胃，建立中气，并可调节开合，再加龙骨、牡蛎加强重镇安神，并可收敛固摄。

（十一）桂枝去芍药加蜀漆牡蛎龙骨救逆汤

【原文】伤寒脉浮，医以火迫劫之，亡阳必惊狂，卧起不安者，桂枝去芍药加蜀漆牡蛎龙骨救逆汤主之。（《伤寒论》112）

【特异性方证构成要素】汗后惊狂，卧起不安，舌质淡苔薄白。

【讲解】火劫发汗是原因；惊狂、卧起不安是心神浮越；舌质淡苔薄白，排除了热扰心神的可能。大汗亡阳是去芍药的根据，神志症状是加龙骨、牡蛎、蜀漆的根据。

（十二）桂枝加桂汤

【原文】烧针令其汗，针处被寒，核起而赤者，必发奔豚，气从少腹上冲心者，灸其核上各一壮，与桂枝加桂汤，更加桂二两也。（《伤寒论》117）

【特异性方证构成要素】奔豚，气从少腹上冲心，舌质淡苔薄白，脉浮缓或弱。

【讲解】心阳损伤，镇摄无力，下焦寒气上逆而发奔豚。奔豚是加桂枝的根据，重用桂枝可平冲降逆。《伤寒杂病论》中奔豚有三个方证，即桂枝加桂汤证、茯苓桂枝甘草大枣汤证、奔豚汤证。桂枝加桂汤证、茯苓桂枝甘草大枣汤证为寒证，没有热象，但二者还有差异。桂枝加桂汤证是寒气奔豚，没有水气，有典型的奔豚表现，即气从少腹上冲胸咽，舌质淡苔薄白，脉浮缓或弱；茯苓桂枝甘草大枣汤证为水气奔豚，没有典型的奔豚表现，是欲作而未作，只有脐下悸动欲上冲的感觉，舌质淡苔白水滑，脉沉或弦。奔豚汤证是热证，在奔豚的同时有往来寒热、腹痛，是肝血虚、肝气郁结化热所致，所以有热象，即往来寒热，舌质红苔薄黄，脉弦数等。

第二节　麻黄汤

【特异性方证】

1. 恶寒，发热，无汗，舌质淡苔薄白，脉浮紧者，麻黄汤主之。

2. 恶寒，发热，无汗，喘，全身疼痛显著者，麻黄汤主之。

3. 恶寒，发热，无汗，衄血，舌质淡苔薄白，脉浮紧者，麻黄汤主之。

4. 水肿伴有恶寒，发热，无汗，舌质淡苔薄白，脉浮紧者，麻黄五皮饮主之。

5. 水肿伴有恶寒，发热，无汗，口渴，舌质红苔薄黄，脉浮数者，麻杏石甘五皮饮主之。

6. 皮肤疮毒所致水肿者，麻黄连翘赤小豆加三草一根汤主之。

一、麻黄汤方证分级

（一）特异性方证等级

太阳之为病，脉浮，头项强痛而恶寒。（《伤寒论》1）

太阳病，或已发热，或未发热，必恶寒，体痛，呕逆，脉阴阳俱紧者，名为伤寒。(《伤寒论》3)

太阳病，头痛发热，身疼腰痛，骨节疼痛，恶风，无汗而喘者，麻黄汤主之。(《伤寒论》35)

太阳病，脉浮紧，无汗，发热，身疼痛，八九日不解，表证仍在，此当发其汗，服药已微除，其人发烦，目瞑，剧者必衄，衄乃解，所以然者，阳气重故也，麻黄汤主之。(《伤寒论》46)

伤寒，脉浮紧，不发汗，因致衄者，麻黄汤主之。(《伤寒论》55)

（二）一般适用等级

太阳与阳明合病，喘而胸满者，不可下，宜麻黄汤。(《伤寒论》36)

脉浮者，病在表，可发汗，宜麻黄汤。(《伤寒论》51)

脉浮而数者，可发汗，宜麻黄汤。(《伤寒论》52)

阳明病，脉浮，无汗而喘者，发汗则愈，宜麻黄汤。(《伤寒论》235)

（三）可能适用等级

太阳病，十日已去，脉浮细而嗜卧者，外已解也；设胸满胁痛者，与小柴胡汤；脉但浮者，与麻黄汤。(《伤寒论》37)

阳明中风，脉弦浮大而短气，腹都满，胁下及心痛，久按之气不通，鼻干，不得汗，嗜卧，一身及目悉黄，小便难，有潮热，时时哕，耳前后肿。刺之小瘥，外不解。病过十日，脉续浮者，与小柴胡汤；脉但浮，无余证者，与麻黄汤；若不尿，腹满加哕者不治。(《伤寒论》231)

二、太阳伤寒讲解

【原文】太阳病，或已发热，或未发热，必恶寒，体痛，呕逆，脉阴阳俱紧者，名为伤寒。(《伤寒论》3)

【词解】

①脉阴阳俱紧：阴阳指部位，即寸关尺三部；紧与缓相对，乃脉来紧束、紧张之意，即指三部脉都见紧象。

②伤寒：外感寒邪引起表证之证名。此处非指广义的伤寒，而是指狭义伤寒。

【讲解】

本条提出太阳伤寒证的脉证提纲。

太阳伤寒的临床表现，在第1条太阳病基本证"脉浮，头项强痛而恶寒"的基础上又见下列症状：发热或未发热、恶寒、身体疼痛、呕逆、脉阴阳俱紧。

太阳伤寒证又称太阳表实证。所谓表实，是指素体壮实、肌腠固密。

太阳伤寒证的基本病机为"营卫不调"之"卫闭营郁"，即卫阳郁遏，营阴郁滞。其病因病机与感受的寒邪较重，素体腠理致密有关。

太阳伤寒证是太阳病的另一重要类型。与第2条一样，本条也冠以太阳病，因此，其主要脉证也应结合第1条理解，即脉紧当为浮紧，体痛之外必有头痛。寒邪袭表，卫气抗邪，正邪相争，必然发热，故发热是太阳伤寒的主证之一，参考第35条、第46条可知。但本条言发热用"或已""或未"不定之辞，说明太阳伤寒的发热有迟早的不同，其原因与感邪的轻重、体质的强弱有关。"已发热"是素体卫阳强盛之人，感邪发病，则发热较快出现；"未发热"则是感受寒邪较重，卫阳郁闭较重，不能及时达表抗邪，则暂时不发热，当卫阳郁闭到一定程度，发热方表现出来。文中"或已发热，或未发热"这句话说明发热有迟早之不同，也指出发热是终究要出现的。太阳伤寒证的基本病机为"卫闭营郁"，结合第35条可知，太阳伤寒当有无汗之症，故太阳伤寒的发热为干热灼手而无汗，这与太阳中风证发热肌肤潮润而有汗迥然不同。"必恶寒"说明恶寒必然最早出现，因为寒邪侵袭体表，卫阳即被郁遏，故起病即有恶寒。寒邪束表，不仅卫阳被遏，而且易使营阴郁滞，从而使太阳经气运行不畅，故周身疼痛特别明显，《黄帝内经》所谓"寒主痛"正是此证之机。寒邪束表，表气郁闭，里气不和，进而影响胃气的和降，出现呕逆（但非太阳伤寒之主证），若寒邪束表，肺失宣降，还可兼见咳喘等症；脉阴阳俱紧，即三部脉俱现浮紧之象，浮乃正邪相搏于表，紧乃卫阳郁闭，营阴郁滞不利所致。

太阳中风与太阳伤寒是太阳病的两种不同类型。太阳中风证多见于平素体质较差，肌腠不固之人，偶感寒邪，常易患病，以发热、汗出、恶风、脉浮缓为主证。太阳伤寒证多见于平素体质壮实，腠理固密之人，常在感寒较重的情况下发病，以恶寒、发热、无汗、体痛、脉浮紧为主证。两者之间有体质强弱和感邪轻重的差异，在临床辨证方面则以有汗与无汗为鉴别点。

【原文】太阳病，头痛发热，身疼腰痛，骨节疼痛，恶风无汗而喘者，麻黄汤主之。(《伤寒论》35)

【麻黄汤方】

麻黄三两(去节) 桂枝二两(去皮) 甘草一两(炙) 杏仁七十枚(去皮尖)

上四味，以水九升，先煮麻黄，减二升，去上沫，纳诸药，煮取二升半，去滓，温服八合。覆取微似汗，不须啜粥，余如桂枝法将息。

【讲解】

本条论述太阳伤寒表实证的临床表现及治疗方药。

本条提出有头痛、发热、身疼、腰痛、骨节疼痛、恶风、无汗、喘等八个症状，因是伤寒的病变反映，治以麻黄汤，故称之为"伤寒八症"或"麻黄八症"。本条当与原文第1条、第3条参看，患者当见脉浮紧、头项强痛，恶寒之证候，从这里也可看出，恶风和恶寒并无本质区别。寒邪侵犯肌表，卫气抗邪于外，故见发热；卫气被遏，腠理闭塞，故见恶风(寒)、无汗；营阴郁滞不通，故见头痛、腰痛、身痛、骨节疼痛；肺气郁闭不宣，上逆而成喘。

此证为体质壮实之人感受寒邪而发病，故称表实之候，与太阳病中风证不同，我们可以称之为太阳伤寒证。综合来看，其病机为寒邪束表，卫阳郁遏，营阴郁滞，肺气郁闭。

治疗当辛温发汗，宣肺平喘，用麻黄汤。方中麻黄开腠发汗，宣肺平喘；桂枝解肌祛寒，助麻黄发汗；杏仁宣肺降气，助麻黄平喘；甘草调和诸药，护胃气，缓解麻桂之性。

关于麻黄汤的煎服法和调护，张仲景做了明确交代，可以概括为四点：

①先煮麻黄，去上沫；②不须啜粥；③覆取微似汗；④余如桂枝法将息及禁忌。

太阳伤寒与太阳中风是太阳病的两个证候类型，均以发热、恶风（寒）、头痛、脉浮为基本证候。但太阳中风的病机是卫强营弱，以汗出、脉浮缓为特征；太阳伤寒的病机是卫闭营郁，以无汗、脉浮紧为特征。但从原文第51条"脉浮者……宜麻黄汤"以及第52条"脉浮而数者……宜麻黄汤"来看，脉浮紧并非太阳伤寒证的必备指征，因此，太阳伤寒与太阳中风的关键鉴别点在于"无汗"和"有汗"。

三、麻黄汤的运用

麻黄汤除了治疗太阳伤寒以外，还可用于治疗表证水肿。其病机为寒邪束表，肺失宣降，津液不得宣发于肌表而为汗，又不得通调水道而为尿，溢于肌肤而为肿。因为表证水肿的病位主要在肺，病机主要为肺失宣降，所以，也叫肺水。

（一）表证水肿的特征

水肿兼表证；头面肿为主或头面肿为先。

表证水肿的特征是在水肿的同时兼有表证，即在水肿的同时可见恶寒、发热、无汗、头痛、身痛、尿少、咳嗽、气喘、舌质淡苔薄白、脉浮紧等表证。但有的患者在就诊的时候表证已不明显，如果患者的水肿以头面部浮肿为主，或者头面部的水肿比其他部位更严重，这也是表证水肿的特征；有的患者就诊的时候表证不明显，全身的水肿都很严重，不能判断头面是否比其他部位肿的更严重，这时就要追溯病史，如果患者的水肿是从头面部先开始肿的，那也是表证水肿的特征，所以叫作以头面肿为先。这就体现出了追溯病史的意义。

表证水肿常见于急性肾炎的水肿、慢性肾炎急性发作的水肿等。急性肾炎的水肿和慢性肾炎急性发作的水肿，常与感受外邪有关。

（二）配伍

麻黄汤治疗表证水肿，可合五皮饮加怀牛膝、车前子，这个方叫麻黄五皮饮。

若寒邪化热或兼里热，而见口干、舌质红、咽痛等，则用麻杏石甘汤合五皮饮加怀牛膝、车前子，这个方叫麻杏石甘五皮饮。

若兼湿热，而见皮肤疮毒，如因为皮肤链球菌感染导致的急性肾炎就属于这种情况，则可用麻黄连翘赤小豆汤加益母草、车前草、白花蛇舌草、白茅根，这个方叫麻黄连翘赤小豆加三草一根汤。这个方是《伤寒论》阳明病篇治疗黄疸的名方麻黄连轺赤小豆汤的加减方，因为方中的连轺是连翘的根，一般的中药房都没有，就直接用连翘代替了，所以方名也就改为麻黄连翘赤小豆汤了，方中还有一味药梓白皮药房也没，可用桑白皮代替，三草一根的用量都是30g。

总之，治疗表证水肿，麻黄是主药。

麻黄发汗解表、宣肺平喘、利水消肿的功效与外感水肿的病机是最符合的，同时只要确有表证，用麻黄也是安全的，一般可用10g。用麻黄后患者会出现心率加快，但血压不升高，随着利尿作用的产生，原有血压高者会下降。如果患者本来有快速心律失常，则用麻黄应谨慎，此时可以用浮萍代麻黄，其用量为30g。现在临床上很多医生认为麻黄的发汗作用太峻猛而不用，多选用一些比较平和的解表药物，导致疗效大打折扣。其实，只要辨证确有表证或者水肿确属表证所致者，用麻黄是正确的，效果也是肯定的。用了麻黄以后，患者可出汗，也可不出汗，但尿量肯定增加，随着尿量增加，水肿也随之消退。

（三）运用三标准

关于表证水肿的治疗，虽然《黄帝内经》中有"开鬼门"的原则，《金匮要略》中有"腰以上肿当发汗乃愈"的明训，但是从临床实践来看，发汗利水法的准确运用并非易事，我们在临床上经验和教训都多。有鉴于此，我的导师时振声先生根据多年的临床经验制定了三条运用标准。

一是水肿兼有表证，这是容易辨认的。

二是水肿兼有咳嗽、气喘、胸闷等肺经证候者。

三是水肿病程短，在一个月以内者，也就是说，即使患者没有表证和肺经的证候，只要病程没有超过一个月，仍然是发汗利水法的适应证。

四、特异性方证

（一）《伤寒论》中原有的特异性方证

［方证一］恶寒，发热，无汗，舌质淡，苔薄白，脉浮紧者，麻黄汤主之。

【特异性方证构成要素】恶寒，发热，无汗，舌质淡苔薄白，脉浮紧。

【讲解】根据原文第1条和第3条，结合第35条，恶寒和发热并见是太阳病的特征，无汗是伤寒的特征，三者并见是麻黄汤证的特异性构成；舌质淡苔薄白是寒证的特征，排除了热象，借此可以区别于表寒里热并见的大青龙汤证；脉浮紧，寒邪束表的特征，也可以排除如第42条所述的虚弱体质。

［方证二］恶寒，发热，无汗，喘，全身疼痛显著者，麻黄汤主之。

【特异性方证构成要素】恶寒，发热，无汗，全身疼痛显著。

【讲解】即原文第35条麻黄汤证的主要构成要素。恶寒、发热、无汗并见是麻黄汤证的特异性构成要素；全身疼痛显著是寒邪束表、卫阳郁闭、营阴郁滞的特征，也是麻黄汤证的特征。

［方证三］恶寒，发热，无汗，衄血，舌质淡，苔薄白，脉浮紧者，麻黄汤主之。

【特异性方证构成要素】恶寒，发热，无汗，衄血而无营血分见证。

【讲解】即如原文第46条、第55条所述，在有麻黄汤证特异性构成的同时见衄血，乃寒邪束表郁闭太重，不能从汗驱邪外出，而从血络驱邪的一种代偿途径，有人叫作"以衄代汗"或"红汗"。但必须与热入血分的出血鉴别，即在典型的麻黄汤证的基础上见衄血，没有舌质红绛、斑疹等血分证的表现。

（二）拓展而来的特异性方证

［方证一］水肿伴有恶寒，发热，无汗，舌质淡，苔薄白，脉浮

紧者，麻黄五皮饮主之。

【麻黄五皮饮方】 麻黄 10g，桂枝 10g，杏仁 10g，炙甘草 6g，大腹皮 15g，桑白皮 15g，陈皮 10g，茯苓皮 15g，生姜皮 15g，怀牛膝 15g，车前子 30g（包）。

【特异性方证构成要素】 水肿，恶寒，发热，无汗。

【讲解】 恶寒、发热、无汗并见是麻黄汤证的特异性构成；水肿与恶寒、发热、无汗并见，则说明水肿乃由寒邪袭表、肺气郁闭、宣降失司所致，治疗要解表散寒，宣肺利水，是麻黄汤的适应证。麻黄汤本来也有宣肺利水的功效，合用五皮饮加怀牛膝、车前子可以加强利水的作用，提高疗效，这是来自我的博士导师时振声先生的经验。

［方证二］水肿伴有恶寒，发热，无汗，口渴，舌质红，苔薄黄，脉浮数者，麻杏石甘五皮饮主之。

【麻杏石甘五皮饮方】 麻黄 10g，生石膏 30g，杏仁 10g，炙甘草 6g，大腹皮 15g，桑白皮 15g，陈皮 10g，茯苓皮 15g，生姜皮 15g，怀牛膝 15g，车前子 30g（包）。

【特异性方证构成要素】 水肿，恶寒，发热，无汗，口渴，舌质红苔薄黄，脉浮数。

【讲解】 恶寒、发热、无汗并见是麻黄汤证的特异性构成；水肿与恶寒、发热、无汗并见，则说明水肿乃由寒邪袭表，肺气郁闭，宣降失司所致；口渴、舌质红苔薄黄、脉浮数是寒郁化热的征象，治疗要解表散寒，宣肺利水，兼清肺热，方用麻杏石甘五皮饮，是前述麻黄五皮饮的变方。用麻黄配杏仁解表散寒，宣肺利水；用石膏配麻黄清宣肺热；合用五皮饮加怀牛膝、车前子加强利水的作用，提高疗效，这也是来自我的博士导师时振声先生的经验。麻杏石甘汤原本用于肺热壅盛致喘，用麻黄的目的是配伍大量的石膏清宣肺热，不在解表，此时麻黄和石膏的比例以 1：5 为宜；若是表寒郁闭化热而表寒仍在者，则宜解表清肺同用，此时可适当加大麻黄用量，麻黄和石膏的比例以 1：3 为宜，特别是有水肿的时候，麻黄的量宜稍大。

［方证三］皮肤疮毒所致水肿者，麻黄连翘赤小豆加三草一根汤主之。

【麻黄连翘赤小豆加三草一根汤方】 麻黄 10g，连翘 15g，赤小豆

30g，杏仁 10g，桑白皮 15g，炙甘草 6g，生姜 6g，大枣 15g，益母草30g，车前草 30g，白花蛇舌草 30g，白茅根 30g。

【特异性方证构成要素】水肿，皮肤疮毒。

【讲解】皮肤疮毒，为湿热在表；先有皮肤疮毒，而后出现水肿，为湿热在表，肺失宣降所致，如因为皮肤链球菌感染导致的急性肾炎就属于这种情况，可用麻黄连翘赤小豆加三草一根汤。麻黄连翘赤小豆汤是《伤寒论》阳明病篇治疗湿热黄疸兼有表证的方，后世广泛用于湿热在表或湿热兼表的各种疾病，加三草一根可以加强清热利湿消肿的作用。

五、麻黄汤加减方

（一）方证分级

1. 特异性方证等级

【葛根汤】

太阳病，项背强几几，无汗，恶风，葛根汤主之。（《伤寒论》31）

太阳与阳明合病者，必自下利，葛根汤主之。（《伤寒论》32）

【葛根加半夏汤】太阳与阳明合病，不下利，但呕者，葛根加半夏汤主之。（《伤寒论》33）

【大青龙汤】

太阳中风，脉浮紧，发热恶寒，身疼痛，不汗出而烦躁者，大青龙汤主之。若脉微弱，汗出恶风者，不可服之，服之则厥逆，筋惕肉瞤，此为逆也。（《伤寒论》38）

伤寒，脉浮缓，身不疼，但重，乍有轻时，无少阴证者，大青龙汤发之。（《伤寒论》39）

【小青龙汤】

伤寒表不解，心下有水气，干呕，发热而咳，或渴，或利，或噎，或小便不利，少腹满，或喘者，小青龙汤主之。（《伤寒论》40）

伤寒，心下有水气，咳而微喘，发热不渴，服汤已渴者，此寒去欲解也，小青龙汤主之。（《伤寒论》41）

2. 一般适用等级

麻黄汤的加减方中一般适用等级的方缺如。

3. 可能适用等级

【麻黄杏仁甘草石膏汤】

发汗后，不可更行桂枝汤，汗出而喘，无大热者，可与麻黄杏仁甘草石膏汤。(《伤寒论》63)

下后，不可更行桂枝汤，若汗出而喘，无大热者，可与麻黄杏仁甘草石膏汤。(《伤寒论》162)

(二) 特异性方证

[方证一] 恶寒，发热，无汗，项背强几几，舌质淡，苔薄白，脉浮紧者，葛根汤主之。

【葛根汤方】

葛根四两　麻黄三两 (去节)　桂枝二两 (去皮)　芍药二两 (切)　甘草二两 (炙)　生姜三两 (切)　大枣十二枚 (擘)

上七味，㕮咀，以水一斗，先煮麻黄、葛根，减二升，去沫，内诸药，煮取三升，去滓，温服一升，复取微似汗，不须啜粥，余如桂枝法将息及禁忌。

【特异性方证构成要素】恶寒，发热，无汗，项背强几几。

【讲解】这个特异性方证来源于《伤寒论》第31条，即在麻黄汤证特异性方证构成的基础上，出现项背强几几。项背强几几的形成机理是寒邪束表，太阳经脉阻滞，津液不能上升，经脉失养。

[方证二] 恶寒，发热，无汗，下利，舌质淡，苔薄白，脉浮紧者，葛根汤主之。

【特异性方证构成要素】恶寒，发热，无汗，下利。

【讲解】这个特异性方证来源于《伤寒论》第32条，即在麻黄汤证特异性方证构成的基础上，出现下利。下利的形成机理是，寒邪束表，肺失宣降，津液不能宣发于全身，下趋大肠。

[方证三] 恶寒，发热，无汗，呕吐，舌质淡，苔薄白，脉浮紧者，葛根加半夏汤主之。

【葛根加半夏汤方】

葛根四两　麻黄三两（去节）　生姜二两（切）　甘草二两（炙）
芍药二两　桂枝二两（去皮）　大枣十二枚（擘）　半夏半升（洗）

上八味，以水一斗，先煮葛根、麻黄，减二升，去白沫，内诸药，煮取三升，去滓，温服一升，复取微似汗。

【特异性方证构成要素】恶寒，发热，无汗，呕吐。

【讲解】这个特异性方证来源于《伤寒论》第33条，即在麻黄汤证特异性方证构成的基础上，出现呕吐。根据第3条"太阳病，或已发热，或未发热，必恶寒，体痛，呕逆，脉阴阳俱紧者，名为伤寒"，麻黄汤证原本可以有呕逆，只是不应该是主要的表现，不突出。葛根加半夏汤证则呕吐突出，患者甚至将其作为主诉就诊。

［方证四］恶寒，发热，身体疼痛，不汗出而烦躁，脉浮紧者，大青龙汤主之。

【大青龙汤方】

麻黄六两（去节）　桂枝二两（去皮）　甘草二两（炙）　杏仁四十枚（去皮尖）　生姜三两（切）　大枣十二枚（擘）　石膏如鸡子大（碎）

上七味，以水九升，先煮麻黄，减二升，去上沫，内诸药，煮取三升，去滓，温服一升，取微似汗。汗出多者，温粉扑之。一服汗者，停后服。若复服，汗多亡阳，遂虚，恶风烦躁，不得眠也。

【特异性方证构成要素】恶寒发热，身体疼痛，不汗出而烦躁，脉浮紧。

【讲解】这个特异性方证来源于《伤寒论》第38条，即在麻黄汤证特异性方证构成的基础上，出现烦躁。从程度上看，大青龙汤证寒邪郁闭比麻黄汤证更重，因为寒邪郁闭不得汗出而化热故烦躁，所以，原文强调是"不汗出而烦躁"。方中麻黄的用量比麻黄汤多一倍，发汗散寒的力量更强大，用时须严格掌握适应证和禁忌证，特别要注意脉象必须是浮紧的，如果脉浮弱，是大青龙汤的禁忌证。还要跟患者交代清楚服药后的反应和注意事项，防止过汗亡阳。

［方证五］恶寒，发热，无汗，咳喘痰多清稀易出者，小青龙汤主之。

【小青龙汤方】

麻黄三两（去节）　芍药三两　五味子半升　干姜三两　甘草三两

（炙） 桂枝三两（去皮） 半夏半升（洗） 细辛三两

上八味，以水一斗，先煮麻黄，减二升，去上沫，内诸药，煮取三升，去滓，温服一升。

【特异性方证构成要素】恶寒，发热，无汗，咳喘痰多清稀易出。

【讲解】这个特异性方证来源于《伤寒论》第40条和第41条，即在麻黄汤证特异性方证构成的基础上，出现咳喘痰多清稀易出。理论上讲，应该是在麻黄汤证特异性方证构成的基础上，再加上咳喘痰多清稀易出，即所谓的外寒内饮，故原文强调"心下有水气"。从临床实践来看，运用本方，但以咳喘痰多清稀易出为准，有无麻黄汤的见证皆可。

第三节　五苓散

【特异性方证】

1. 大汗之后，脉浮，小便不利，微热消渴者，五苓散主之。

2. 大汗之后，脉浮数，烦渴者，五苓散主之。

3. 大汗之后，发热，烦，渴欲饮水，水入则吐者，五苓散主之。

4. 大汗之后，其人渴而口燥，烦，小便不利，心下痞者，五苓散主之。

5. 大汗之后，发热，渴欲饮水，呕吐下利者，五苓散主之。

6. 水肿，小便不利，舌质淡苔白，无明显寒热之象者，五苓散主之。

我对于五苓散的方证一直心存疑惑，就是五苓散证是水蓄膀胱，五苓散是利水的方。但五苓散要求"白饮和服方寸匕，多饮暖水，汗出愈"。那就是有水蓄在膀胱，还要多饮暖水；用了五苓散后不是从小便把蓄于膀胱的水排出去，而是通过出汗把蓄于膀胱的水排出去。这些都比较令人费解，以前的解释，包括教材的解释，没有把这些问题说清楚。赵洪钧和马堪温先生在《伤寒论新解》（赵洪钧，马堪温．伤寒论新解［M］．2版．北京：中国中医药出版社，2012：204.）中认为，五苓散是治疗脱水的，这就较好地解决了这些问题。所以，五苓散证是脱水，不是蓄水；五苓散是补充水分的，不是利水的。五苓散是中医的"补液疗法"。

一、原文讲解

【原文一】

太阳病，发汗后，大汗出，胃中干，烦躁不得眠，欲得饮水者，少少与饮之，令胃气和则愈。若脉浮，小便不利，微热消渴者，五苓散主之。(《伤寒论》71)

五苓散方

猪苓十八铢（去皮）　泽泻一两六铢　白术十八铢　茯苓十八铢　桂枝半两（去皮）

上五味，捣为散，以白饮和服方寸匕，日三服。多饮暖水，汗出愈。如法将息。

【讲解】

（1）前半段

临床表现：大汗出，烦躁失眠，口渴。

病因：发汗太过。

机理：胃中干，即胃津伤，即胃阴虚。

治疗：少少与饮之，即补充津液，即滋养胃阴。

（2）后半段

临床表现：脉浮，小便不利，微热，消渴。

病因：发汗太过。

机理：全身津液损伤，津伤即阴虚，阴虚则化源不足，阴虚则生热，阴虚则阳浮。

脉浮，为阴虚导致的阳气浮越，不是表证，表证必须恶寒，只有脉浮而没有恶寒的，不能确定为表证，五苓散证并不必见恶寒，五苓散的运用也不以有表证为根据。

小便不利、消渴，为津伤化源不足，前面只是胃津伤，故只表现为渴欲饮水，现在已经伤及了全身的津液，故影响了小便的生成。同时，胃津伤也较前加重，表现为消渴，即喝水很多，饮不解渴。

微热，不是表证的发热，表证的发热必须和恶寒并见。这里的发热是津伤导致的阴虚，阴虚导致阳亢。

治疗：五苓散。

五苓散的作用应该是促进水在胃中的吸收，迅速补充人体的津液，使化源充足，人体能够正常出汗和小便，从原来的津伤化源不足的小便不利变成有了正常的小便，这就是临床所见的利尿作用。

因为五苓散的服法是"以白饮和服方寸匕，日三服。多饮暖水，汗出愈"。就是用白饮和服五苓散后，多饮暖水，促进水在胃的吸收，补充血容量，使肾的血流量增加，增加尿量。

如果仅仅服五苓散，不多饮暖水，则津液没有来源，不可能迅速补充全身的津液，化源仍然不足，就不可能汗出和小便利；如果仅仅多饮暖水，不服五苓散，则胃的吸收能力不够，水不能迅速地变成津液被人体利用，反而容易形成积水，第74条的渴欲饮水，水入则吐就是如此。

以此类推，五苓散除了可以促进胃中水的吸收，使水分迅速进入血液外，也还可能促使全身停留在组织间隙的水分进入血液中，消除身体的水肿，增加尿量。这应该是五苓散的利水作用，主要是促进体内水液正常分布和代谢。

【原文二】发汗已，脉浮数，烦渴者，五苓散主之。（《伤寒论》72）

【讲解】

发汗已是原因，发汗以后出现脉浮数，烦渴。

脉浮数，即在第71条脉浮的基础上出现数。脉浮，为汗多津伤，阴虚导致的阳气浮越，同时还有数，则说明津伤在加重，阴虚在加重。

烦渴，一层意思是心烦口渴，一层意思是口渴很重。

因此，发汗后出现的脉浮数、烦渴是五苓散证。

【原文三】伤寒汗出而渴者，五苓散主之；不渴者，茯苓甘草汤主之。（《伤寒论》73）

【讲解】

这一条是区分五苓散证和茯苓甘草汤证的方法。

有汗出的原因和口渴的表现，这是汗出导致的津伤。如果同时有第71后半段或者是第72条的表现，就是五苓散证。

茯苓甘草汤证还有一条是第356条："伤寒，厥而心下悸，宜先治水，当服茯苓甘草汤。不尔，水渍入胃，必作利也。"结合这两条原文，茯苓甘草汤证是水停在胃，但没有津伤，所以临床特征是有心下悸，没有口渴和小便不利，这是二者的区别点。

【原文四】中风发热，六七日不解而烦，有表里证，渴欲饮水，水入则吐者，名曰水逆，五苓散主之。（《伤寒论》74）

【讲解】

太阳中风的基本表现是恶寒或恶风、发热、汗出，如果是单纯的太阳中风，治疗也正确，一般会在三天之内治愈。延至六七日不解，则很可能是治不如法，即用桂枝汤后不是遍身漐漐微似有汗，而是如水流漓了，与之相同的例子有第20条的桂枝加附子汤证，其原文是"太阳病发汗，遂漏不止，其人恶风，小便难，四肢微急，难以屈伸者，桂枝加附子汤主之"。第71条的原因也与此相同。

至此，对本条的理解就没有了困难。先是太阳中风，然后有汗出过多，继而出现了烦、渴、水入则吐，发热继续存在甚至还加重。其构成要素有：原因是发汗过多，表现有发热、烦、渴，没有阳明里热炽盛的特征，这就是五苓散证的特征了。如果加上小便不利，则更加确定无疑，没有小便不利，也不影响五苓散证的成立。

有表里证，有表证就是有恶寒或者恶风，有里证就是五苓散证。有没有表证都不影响对五苓散证的判断和五苓散的运用。

渴欲饮水是汗多津伤；水入则吐，是胃对水的消化吸收功能障碍，这也是仅仅靠饮水不能解决汗多所致津伤的原因，这也正是用五苓散的指征。五苓散可以增强胃对饮入之水的消化吸收，水被人体吸收利用了，就不会水入则吐了，同时人体的津液也得到了补充，因为汗多津伤导致的阴虚得到纠正，口渴、烦躁、发热的表现也可以消除，人体会恢复正常的汗出和小便。

【原文五】病在阳，应以汗解之，反以冷水潠之，若灌之，其热被劫不得去，弥更益烦，肉上粟起，意欲饮水，反不渴者，服文蛤散。若不差者，与五苓散。（《伤寒论》141）

【讲解】

应以汗解的是太阳病，太阳病的病因是寒邪，特征是恶寒与发热并见。寒邪收引、凝滞，侵袭肌表，束缚人体的卫气，卫气不能温分肉而致恶寒，发热是因为寒邪束表，卫气向外抗邪，正邪斗争所致。治疗宜用辛温发汗散寒，有汗的用桂枝汤，无汗的用麻黄汤。

病在太阳，不用辛温发汗散寒的治法，反而以冷水潠之，含水喷洒叫潠，就是用冷水喷洒浇灌以退热，相当于现在的冰镇等物理降温方法，等于是以寒治寒。肉上粟起，就是受寒以后汗孔收缩，起鸡皮疙瘩。表寒郁闭更重，寒郁化热，患者出现烦、口渴，但热不重，故渴也不甚，原文认为可以用文蛤散治疗。文蛤，即海蛤之有文理者，味咸性寒，可清热生津，止渴利水，用于热盛津伤的口渴，但没有解表散寒作用，故对本证不适合，柯韵伯认为是《金匮要略》中的文蛤汤，即大青龙汤去桂枝加文蛤，可供参考。

如果用文蛤汤治疗不好的，可与五苓散。但并不是文蛤汤治疗不好的都可用五苓散，而必须有五苓散证。

【原文六】本以下之，故心下痞，与泻心汤。痞不解，其人渴而口燥，烦，小便不利者，五苓散主之。（《伤寒论》156）

【讲解】

这条原文前后的条文比较集中的在讨论痞，如前面的第149条是半夏泻心汤证的痞，第152条十枣汤证也有心下痞硬满，第153条也有心下痞，第154条是大黄黄连泻心汤证的痞，第155条是附子泻心汤证的痞，后面的第157条是生姜泻心汤证的痞，第158条是甘草泻心证的痞，以及159、160、161、163、164、165等条文中都有痞。

原文谓"本以下之，故心下痞，与泻心汤，痞不解"，是说患者的主要表现是心下痞，而且这个痞不是五个泻心汤证。这条原文没有说明痞的形成原因，但综合上述有关痞证的条文，痞的形成原因大多为误治，其中有误下，也有误汗。结合前面对五苓散证的讨论，成因是过汗伤津。

渴、烦、小便不利并见，是津伤化源不足的表现。心下痞是因为口渴而饮水，胃对水的消化吸收功能障碍，饮入之水停留胃中所致，这也是仅仅靠饮水不能解决津伤的原因，这也正是用五苓散的指征。五苓散可以增强胃对饮入之水的消化吸收，水被人体吸收利用了，就不会痞了，同时人体的津液也得到了补充，因为津伤导致的口渴、烦躁、小便不利的表现也可以消除。

心下痞，渴而口燥，烦，小便不利并见，没有阳明里热炽盛表现者，是五苓散证。

【原文七】太阳病，寸缓关浮尺弱，其人发热汗出，复恶寒，不呕，但心下痞者，此以医下之也。如其不下者，病人不恶寒而渴者，此转属阳明也。小便数者，大便必硬，不更衣十日，无所苦也。渴欲饮水，少少与之。但以法救之，渴者，宜五苓散。(《伤寒论》244）

【讲解】

太阳病的脉象为寸缓、关浮、尺弱，结合起来，应该是浮缓弱，其实就是太阳中风的脉象，临床表现有发热汗出，恶寒，心下痞，不呕。发热汗出，恶寒，脉浮缓弱，是太阳中风的表现；不呕，是没有传入少阳的特征；心下痞，不是太阳中风的表现，可能是太阳中风没有用桂枝汤，反而误下所致。

如果没有误下的经过，患者从恶寒变成不恶寒，还出现口渴，那就是发热汗出不恶寒，口渴，这是阳明病的特征，是从太阳中风变成阳明病了，可以用白虎汤治疗；如果同时有便秘、腹部胀满疼痛、潮热谵语等表现者，则是承气汤证。

小便数者，大便必硬，不更衣十日，无所苦也。

这是胃热迫津外泄，从小便而出，因为津液从小便排泄的多，所以到肠道的津液就少，就形成了肠燥便干。这种便秘是杂病，不是伤寒，只有便秘，甚至十余日不大便，但并无其他痛苦，也就是没有阳明病的临床表现，相当于临床所见的习惯性便秘，可以用麻子仁丸治疗。

渴欲饮水，少少与之。但以法救之，渴者，宜五苓散。

这一段可以参考第71条的解释。但并不是见到口渴就是五苓散证。

【原文八】霍乱，头痛发热，身疼痛，热多欲饮水者，五苓散主之；寒多不用水者，理中丸主之。(《伤寒论》386）

【讲解】

霍乱，即剧烈的呕吐下利。

基本表现有剧烈的呕吐下利、发热、口渴欲饮水、饮水后还是呕吐下利口渴、小便不利、头痛身痛。

其中五苓散证的要素为发热、渴欲饮水，水入则吐，小便不利。下利和呕吐的性质相同，就是胃肠对水的消化吸收功能障碍，饮入之水不能及时消化吸收被人体所利用，对丧失的津液进行补充，而是停留在胃肠道，轻的会呕吐，重的会下利。头身疼痛，可以是表证，也可以是其他的原因，无论有无，不影响五苓散的运用。用白饮和服五苓散后，胃对水的消化吸收功能增强，再多饮暖水，水分被吸收进入人体，不会聚积在胃肠道，所以就不会呕吐下利；水分被吸收进入人体，对丢失的津液进行补充，津液恢复，阴虚得到纠正，则口渴、发热、小便不利等津伤阴虚所导致的症状自然消失。

如果霍乱呕吐下利，有中焦虚寒表现，口不渴的，是理中丸证。

【原文九】假令瘦人脐下有悸，吐涎沫而癫眩，此水也，五苓散主之。（《金匮要略·痰饮咳嗽病脉证并治》31）

【讲解】

五苓散主要的作用是增强胃对饮入之水的吸收，以此补充人体因为多汗损失的津液，并防止水在胃肠道的聚积。

瘦人脐下有悸，是身体本身虚弱，对水的消化吸收功能也弱，容易形成积水；吐涎沫，是胃中积水不消的表现；癫眩，是水饮上犯清窍。此水也，这是唯一明确指出有水用五苓散的原文。这里的水，一是胃中的积水，一是其他部位也有水。用五苓散，一方面促进胃中的水进入血液，另一方面也促进其他部位的水，也就是潴留在组织间隙的水分进入血液，增加肾的血流量，使尿液生成增加，排出体内多余的水分。后世用五苓散利水，主要是用的这一作用。所以五苓散确实也有利水作用。不过，五苓散用来利水，剂量要加大。

【原文十】

脉浮，小便不利，微热消渴者，宜利小便、发汗，五苓散主之。（《金匮要略·消渴小便不利淋病脉证并治》）

渴欲饮水，水入则吐者，名曰水逆，五苓散主之。（《金匮要略·消渴小便不利淋病脉证并治》）

【讲解】这两条原文和第71条、74条相同，只是将其放在了杂病的治疗中。

二、五苓散方证总结

五苓散主要在于补充津液，通过加强胃对饮入之水的消化吸收功能来补充人体的津液。

五苓散证是汗出过多导致的津伤，因津伤阴虚而导致发热、口渴、小便不利；也可有胃对水的消化吸收功能障碍的表现，水入则吐、心下痞、吐涎沫等，甚至呕吐下利并见。

对于汗多导致的津伤，津伤导致的阴虚，主要的措施是补充水分，中医没有静脉补液的途径，只能通过饮水来补充，而饮水能否达到补充人体水分的目的，关键在于胃对饮入之水的消化吸收功能。轻度的伤津，胃本身对水的消化吸收功能也比较强，少少饮之就可以，如第71条的前半段；重度的伤津，加上胃本身对水的消化吸收功能也比较弱，就需要用五苓散帮助胃对饮入之水进行及时的消化吸收。

说五苓散是补充津液的可能会比较费解，因为五苓散并不是养阴生津的方。如果说五苓散是中医的补液疗法，可能理解起来会容易些。

（一）五苓散证要素

有伤津的原因，汗出过多。

有津伤的表现，口渴、小便不利。

有津伤导致阴虚，阴虚导致内热的表现，如发热、脉浮或浮数。

或者有胃对饮入之水消化吸收障碍的表现，如水入则吐、吐涎沫、心下痞，甚至呕吐下利等。

排除阳明里热炽盛的可能。

五苓散证的形成原因是因为大汗出导致的津伤，和西医所说的高渗性脱水相似，也可以通过补液治疗。

（二）和阳明病的区别

阳明病里热炽盛也可以出现发热、汗出、口渴、小便不利等症状，和五苓散证很相似。

阳明病是热盛导致的汗出，有里热炽盛的特征，如发热很高，口渴饮水多，欲凉饮，舌质红苔黄燥，脉浮滑或滑数等。

五苓散也有利水的作用，可以用于水肿、小便不利等水饮内停之证。

五苓散用于补充津液，促进胃对饮入之水的消化吸收的时候，用量很小，每次是1方寸匕，折合成现在的用量是1g左右。用于利水，治疗水饮内停的水肿、小便不利时要加大剂量。

三、特异性方证

［方证一］大汗之后，脉浮、小便不利、微热、消渴者，五苓散主之。

【讲解】即《伤寒论》原文第 71 条后半段。

【特异性方证构成要素】

伤津的原因：大汗。

伤津的表现：小便不利、消渴。

伤津导致阴虚，阴虚导致内热的表现：脉浮、微热。

［方证二］大汗之后，脉浮数，烦渴者，五苓散主之。

【讲解】即《伤寒论》原文第 72 条。

【特异性方证构成要素】

伤津的原因：大汗。

伤津的表现：消渴。

伤津导致阴虚，阴虚导致内热的表现：脉浮数。

［方证三］大汗之后，发热，烦，渴欲饮水，水入则吐者，五苓散主之。

【讲解】即《伤寒论》原文第 74 条。

【特异性方证构成要素】

伤津的原因：大汗。

伤津的表现：渴欲饮水。

伤津导致阴虚，阴虚导致内热的表现：发热、烦。

胃对饮入之水消化吸收障碍的表现：水入则吐。

［方证四］大汗之后，其人渴而口燥，烦，小便不利，心下痞者，五苓散主之。

【讲解】即《伤寒论》原文第 156 条。

【特异性方证构成要素】

伤津的原因：大汗。

伤津的表现：渴而口燥、小便不利。

伤津导致阴虚，阴虚导致内热的表现：烦。

胃对饮入之水消化吸收障碍的表现：心下痞。

［方证五］大汗之后，发热，渴欲饮水，呕吐下利者，五苓散主之。

【讲解】即《伤寒论》原文第386条。

【特异性方证构成要素】

伤津的原因：大汗。

伤津的表现：渴欲饮水。

伤津导致阴虚，阴虚导致内热的表现：发热。

胃对饮入之水消化吸收障碍的表现：呕吐、下利。

［方证六］水肿，小便不利，舌质淡，苔白，无明显寒热之象者，五苓散主之。

【讲解】即《金匮要略·痰饮咳嗽病脉证治》第31条。

【特异性方证构成要素】

有水的表现：水肿、小便不利。

舌象：舌质淡苔白。

排除因素：无明显寒热之象。无寒象是为了排除真武汤证和肾气丸证；无热象是为了排除猪苓汤证。

第四节　桃核承气汤

一、原文

太阳病不解，热结膀胱，其人如狂，血自下，下者愈。其外不解者，尚未可攻，当先解其外。外解已，但少腹急结者，乃可攻之，宜桃核承气汤。(《伤寒论》106)

桃核承气汤方

桃仁五十个（去皮尖）　大黄四两　桂枝二两（去皮）　甘草二两（炙）　芒硝二两

上五味，以水七升，煮取两升半，去滓，内芒硝，更上火微沸，下火。先食温服五合，日三服。当微利。

二、讲解

这条原文提到了三个要点：是太阳病不解，热结膀胱、其人如狂、少腹急结。

（一）太阳病不解，热结膀胱

这是桃核承气汤证的形成机理。

太阳病不解，是外感寒邪不解，化热入里，热与血结于膀胱，导致血热和血瘀。

热结膀胱的局部表现为少腹急结，这是瘀血阻滞的局部表现，也是运用桃核承气汤的主要指征。

热结膀胱的全身表现为其人如狂，这是血热上冲，瘀血内阻的全身表现，也是运用桃核承气汤的主要指征。

热结膀胱的膀胱，是指膀胱所在的部位，应该是指少腹这个体表的部位，不是指六腑之一的膀胱这个具体的腑，因为桃核承气汤证对膀胱的功能的影响并不明显。

关于热结膀胱的位置，沈芊绿认为在六腑之一的膀胱，钱天来认为在回肠，柯韵伯认为在少腹，唐容川认为在血室。我认为还是少腹这个部位更合适，一是由于上述的这些具体的脏器都包括在少腹这个部位；二是临床所见少腹部位的众多脏器的疾病，如膀胱、直肠、前列腺、尿道、卵巢等疾病，凡是有桃核承气汤证者，用本方治疗都有疗效；三是《金匮要略》中有类似的用法。妇人产后病第7条谓"产后七八日，无太阳证，少腹坚痛，此恶露不尽；不大便，烦躁发热，切脉微实，再倍发热，日晡时烦躁者，不食，食则谵语，至夜即愈，宜大承气汤主之。热在里，结在膀胱也"。本证是产后恶露不尽，瘀血阻于胞宫，又兼阳明里实之证，仲景称之为"热在里，结在膀胱"，显然这里的"膀胱"是指包括胞宫在内的少腹这个部位，与本条所指的意义相同，肯定不是六腑的膀胱。

（二）少腹急结

少腹急结，是少腹有拘急、急迫、结滞不通畅的感觉。

少腹，是小腹部的两侧，对于桃核承气汤证的少腹急结，日本的医家多认为是左侧的少腹。左侧的少腹急结是桃核承气汤证，整个小腹急结也是桃核承气汤证。

急结，显然不是疼痛，也不是硬满，而且是以患者的自觉感受为主，当然医生也可以通过触诊感觉到。少腹急结肯定是桃核承气汤证，但是少腹或小腹的硬满或疼痛，或小腹部触诊有压痛，或触之腹壁硬或有抵抗者，也是桃核承气汤证。

凡妇女经行不畅、痛经、闭经、倒经，子宫、卵巢或盆腔的急性炎症、死胎不下、产后瘀血停滞、胎盘残留、肠梗阻、子宫内膜异位症等，或痔疮肿痛、急性睾丸炎、阑尾周围炎、前列腺炎或前列腺肥大、尿路感染、痢疾、流行性出血热少尿期等，有少腹急结表现者，是桃核承气汤证。

日本学者认为少腹急结的具体表现是：左下腹剧烈压痛，按压时患者因痛剧常以股关节和膝关节屈曲左下肢；有时在按压部位周围深部触知索状柔软抵抗物，该部位皮肤结缔组织有握痛，深部有压痛和抵抗；有的患者左侧腹股沟处也有显著压痛。

仲景曰"热结膀胱"，又称少腹急结。然由余多年之经验，此急结存于膀胱部位者较少，而常位于下行结肠部，即以此部分沿其横径，向腹底以指头擦过的强按压，而触知坚结物，病者诉急痛者，当以之为少腹有急结。此虽即为急结之正证，然不仅有大、小、广、狭、长、短之不同，且时上迫左季肋下及心下部，使上半身亦有病，又下降于左肠骨窝及膀胱部，不无使下半身病者，故诊时必须用意周到也。（《皇汉医学》）

脐左旁天枢处上下二三指间，以三指头探按有结状物（索状物），按之痛甚，觉向上引痛，为桃核承气汤之腹证也。（《腹证奇览》）

或脐上脐下亦有结，按之虽痛，但得之左脐旁者为主候；可知其剧者波及于脐上脐下。（《腹证奇览翼》）

少腹急结亦如字意，但不仅是腹壁，而有深在性的所见。少腹急结是下部突然有剧烈的重胀感，亦有只限于腹壁者。因此，自觉地有重胀感而他觉地多为紧张感，或有时自觉地几无申诉而只见于他觉。其深在性者是在左下腹部与髂总动脉、髂总静脉的走行略呈直角的方向，即向髂总动脉、髂总静脉相交叉的方向，加以一过性的压触，则骤然感觉疼痛（如下图）。有人将此称为少腹急结，确实这也是少腹急结的一种情况。但事实上不应局限于此，须更广义地来看。著者认为下腹部的深部有重胀感亦是少腹急结，而不应规定处所，只要是深部有一个或数个呈压痛的抵抗，亦是少腹急结。这些都是桃核承气汤的腹证。如前所述抵当汤和桂枝茯苓丸之比较，桃核承气汤的抵抗或为硬结者少，境界不明了且略有软的感觉者多，其本态恐系郁血。（《中医临证处方入门》）

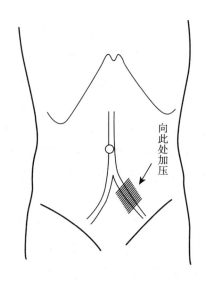

向此处加压

（三）其人如狂

其人如狂，是热结膀胱远离局部的表现。

血热和血瘀会影响神志，因为心主血脉，也主神志，《灵枢·营卫生会》云："血者，神气也。"《素问·调经论》谓："血并于下，气并于上，乱而喜忘。"血热和血瘀可出现如狂、发狂、喜忘、失眠等神志症状。神志症状与血热、血瘀、少腹急结并见，就是桃核承气汤证，如经期狂躁（周期性精神病）。

结于膀胱部位的血热会向上冲逆，膀胱的部位在下，神志由心所主，心的部位在上，现在认为神志是脑的功能，脑的部位也在上，结于膀胱的血热只有向上冲逆才能影响到心或脑，因为热性急迫、炎上使然。热结膀胱，即热与血结于膀胱，血热则向上冲逆。凡颜面潮红、头脑胀痛、头晕目眩、头重脚轻等（高血压、中风等），目赤肿痛（结膜炎）、麦粒肿、睑缘炎（目眦肿痛）、翼状胬肉（胬肉攀睛）、面部痤疮、面部毛囊炎、酒渣鼻、牙龈红肿疼痛（牙龈炎）、齿槽脓漏（牙周脓肿）、头部的痈疽（化脓性感染）、血热上涌所致的吐血、衄血、咯血等，多种血热上冲的病证，是桃核承气汤的适应证。

因为血热而向上冲逆，血液集中于上部，下部的血液分布减少，而出现下部或脚凉，这种上热下凉也是桃核承气汤的适应证。高血压患者出现的头重脚轻也与血液的上盛下虚、上多下少的分布不匀相关，这也是桃核承气汤证。

三、特异性方证

（一）张仲景提供的特异性方证

太阳病不解，热结膀胱，其人如狂，血自下，下者愈。其外不解者，尚未可攻，当先解其外。外解已，但少腹急结者，乃可攻之，宜桃核承气汤。

【特异性方证构成要素】少腹急结，其人如狂。

（二）拓展而来的特异性方证

［方证一］少腹急结，伴神志症状者，桃核承气汤主之。

【特异性方证构成要素】少腹急结、神志症状。神志症状是对其人如狂的扩展，如发狂、心烦、失眠、健忘等。

［方证二］少腹急结，伴颜面潮红，头痛目胀、吐血、衄血等血热上冲症状者，桃核承气汤主之。

【特异性方证构成要素】少腹急结，血热上冲的症状。

［方证三］少腹急结，伴头面部痈疽、牙龈肿痛溢脓等上部热毒

炽盛表现者，桃核承气汤主之。

【特异性方证构成要素】少腹急结，上部热毒炽盛的症状。

　[方证四]少腹急结，伴面赤脚冷，头重脚轻者，桃核承气汤主之。

【特异性方证构成要素】少腹急结，上热下冷症状。

　[方证五]下焦疾病如尿路感染、痢疾、前列腺炎、盆腔炎等，见少腹急结者，桃核承气汤主之。

【特异性方证构成要素】少腹急结，下焦部位的疾病。

四、重要论述选

《外台秘要》：古今录验疗往来寒热，胸胁逆满，桃仁承气汤。即本方。

《皇汉医学》求真按：非往来寒热，胸胁苦满也，是小腹急结，逆满于胸胁（左侧）而使往来寒热也。故有似于柴胡汤证，而实非也。

《济阴纲目》：桃核承气汤治下痢紫黑色者，热积瘀血也，腹痛后重异常，以此下之。

《医方考》：桃仁承气汤，治痢疾初起，质实者。

《类聚方广义》：治痢疾，身热腹中拘急，口干舌燥，舌色殷红，便脓血者。淋家少腹急结，痛连腰腿，茎中疼痛，小便涓滴不通者，利水不能治，若用此方则两便通利，苦痛立除。小便癃闭，小腹急结而痛者；打扑疼痛，不能转侧，二便闭涩者亦良。

第五节　葛根芩连汤

【特异性方证】

1.喘而汗出，肠热下利者，葛根黄芩黄连汤主之。

2.利下黄色臭秽的稀水，暴注下迫，肛门灼热者，葛根黄芩黄连汤主之。

一、原文

太阳病，桂枝证，医反下之，利遂不止，脉促者，表未解也；喘而汗出者，葛根黄芩黄连汤主之。(《伤寒论》34)

葛根黄芩黄连汤方

葛根半斤　甘草二两（炙）　黄芩三两　黄连三两

上四味，以水八升，先煮葛根，减二升，内诸药，煮取二升，去滓，分温再服。

二、讲解

本条原文论述表证误下致肠热下利的证治。

"太阳病桂枝证"，指太阳中风邪在表，在表当汗不当下，如误下，故曰"反"，以致邪气内陷而下利不止。若脉象由原来浮缓而变为急促的，说明其人正气尚有抗邪外达之势，则表邪未能全部内陷，故曰"表未解也"。所以，这里的"表未解"并不是有恶寒的表证，因为临床运用本方，并不以表证的存在为根据，只以肠热下利为运用指征。

表邪化热入里，内迫大肠，故利遂不止。肠热上蒸于肺，肺气不降故作喘，热邪逼迫津液外越，故汗出；里热盛，故可见发热一证。

其病机为外邪化热入里，上蒸于肺，下迫大肠，治以葛根黄芩黄连汤清热止利平喘。方中葛根解肌清热，升津止利；黄芩、黄连苦寒，清肠热而止利，肠热清则喘自平，黄芩尚可清肺热；甘草调和诸药，和中安胃。

葛根黄芩黄连汤证虽可为太阳误下所致，但误下后见证为肠热下利，病已入阳明，故此不是太阳变证，而是阳明热证。此证正好与承气汤证形成对峙，阳明肠热若有燥屎与之互结，则是大便秘结的腑实证；若无燥屎与之互结，则是肠热下利证。

下利，是阳明里热炽盛，迫津外泄的表现。阳明里热炽盛，迫津外泄，如果是多汗，或者是小便数，则容易形成腑实；如果迫津从肠道外泄，则可形成下利。

葛根黄芩黄连汤证性质属热，特征是喘、利并作。

下利的特征是：初为暴注下迫，利下烫热之黄色臭秽稀水，肛门灼热；如果是婴幼儿的下利，不能诉说肛门灼热的感觉，则看肛门周围是否发红。

还有一个特征是，前额痛连项。

临床还可见：发热汗出，胸中烦热，午后高热，干呕口苦而渴，腹痛或满，小便短赤，舌苔由白腻转黄厚，舌边尖红绛，脉滑数有力。临床运用只以肠热下利为准，表证不是运用本方的根据。

在临床上，太阳伤寒的麻黄汤证和太阳中风的桂枝汤证，真正误下的倒不多，但现在很多医生碰到感冒，辨不清寒热的却比比皆是，原因就是现在的教材中关于外感病初期辨寒热的方法是错误的，根据教材的方法不可能辨清楚外感病初期的寒热。因为辨不清楚，又怕误治，学术界出现了一种流行的观点，就是即使是误治，对寒证误寒药，比对热证误用热药的后果要轻，也就是说，如果外感热邪误用了麻黄汤、桂枝汤后果就会很严重；如果是外感寒邪，误用了寒药，后果也不会太严重。现在治疗外感病初期用寒药就是普遍现象，现在治疗感冒的中成药大部分都是苦寒药，如清开灵、板蓝根、银黄颗粒等，还有就是用西药，口服抗生素、输液等。感受了寒邪，如果是桂枝汤证，用了上述药物很可能就出现下利，我在前面讲过，桂枝汤证本身是脾胃虚弱的人感受了寒邪。太阳病桂枝证，你虽然没有用大承气汤攻下，你用的这些药也就可能会出现利遂不止了。

桂枝汤证误治以后，出现的下利也并不都是葛根芩连汤证。可以有以下几种转归：

1.表证已解，中阳虚弱，理中汤证。

2.表证未解，中阳虚弱，桂枝人参汤证。

3.化热入里，热迫阳明，葛根芩连汤证。

本方为治下利的常用方，但还有治喘的作用，其病机是肺热下迫大肠，或肠热上蒸于肺，而见喘、利并作，这是其经典的适应证。现在临床上肺炎而见下利的患者是其最佳的适应证。

临床多用于诸如慢性非特异性溃疡性结肠炎，出血性肠炎，急、慢性痢疾，急、慢性胃炎，婴幼儿轮状病毒性肠炎，小儿中毒性肠炎，婴幼儿夏季腹泻，食物中毒，消化不良，伤寒及副伤寒，以及其他胃肠道感染性疾病，辨证属于肠热下利者。另外，支气管肺炎、大叶性肺炎、肺脓疡、乙型脑炎、脊髓灰质炎、麻疹、脱肛、带下等，属于肠热上蒸或肺热下迫者，亦可用本方。

三、特异性方证

［方证一］喘而汗出，肠热下利者，葛根黄芩黄连汤主之。

【特异性方证构成要素】肺热而喘，肠热下利。

［方证二］利下黄色臭秽的稀水，暴注下迫，肛门灼热者，葛根黄芩黄连汤主之。

【特异性方证构成要素】利下臭秽，暴注下迫，肛门灼热。

四、加减方法

急性肠炎：症见发热口渴，泻下臭秽，肛门灼热，尿短而赤，苔黄腻，脉滑数等，加金银花、马齿苋、白芍、蒲公英等。

痢疾：下痢，便脓血，发热腹痛，里急后重，舌质红苔黄腻，脉弦数等，加白头翁、秦皮、黄柏、白芍等。

小儿腹泻：便稀日行数次，口干，尿赤，舌质红苔黄腻，指纹紫等，加茯苓、白术、薏苡仁等健脾利湿之品；若夹食积，可加鸡内金、焦三仙等消食导滞之品。

慢性结肠炎：属于湿热下注者，加金银花、茯苓、白芍、薏苡仁、秦皮、车前子等清热利湿之品。

腹痛，里急后重甚者，加白芍、槟榔、木香；呕吐者，加半夏、竹茹、陈皮等；热甚神昏者，加安宫牛黄丸。

肺炎：发热汗出，咳嗽气喘，下利黄色稀水臭秽，肛门灼热，现在的大叶性肺炎、支气管肺炎，以及2003年流行的SARS都可运用，喘甚者可合用麻杏石甘汤。

第六节　风湿三方
（桂枝附子汤、白术附子汤、甘草附子汤）

【特异性方证】

1.身体疼烦，不能自转侧，不呕不渴，脉浮虚而涩，小便不利，大便反快者，桂枝附子汤主之；若大便硬，小便自利者，去桂加白术汤主之。

2.骨节疼烦，掣痛不得屈伸，近之则痛剧，汗出短气，小便不利，恶风不欲去衣，或身微肿，甘草附子汤主之。

一、原文

【原文一】伤寒八九日，风湿相搏，身体疼烦，不能自转侧，不呕不渴，脉浮虚而涩者，桂枝附子汤主之；若其人大便硬，小便自利者，去桂加白术汤主之。（《伤寒论》174）

桂枝附子汤方

桂枝四两（去皮）　附子三枚（炮，去皮，破八片）　生姜三两（切）　大枣十二枚（擘）　甘草二两（炙）

上五味，以水六升，煮取二升，去滓，分温三服。

去桂加白术汤方

附子三枚（炮，去皮，破）　白术四两　生姜三两（切）　甘草二两（炙）　大枣十二枚（擘）

上五味，以水六升，煮取二升，去滓，分温三服。初一服，其人身如痹，半日许复服，三服都尽，其人如冒状，勿怪。此以附子、术并走皮内，逐水气未得除，故使之耳，法当加桂四两。此本一方二法，以大便硬，小便自利，去桂也；以大便不硬，小便不利，当加桂。附子三枚恐多也，虚弱家及产妇，宜减服之。

【原文二】风湿相搏，骨节疼烦，掣痛不得伸屈，近之则痛剧，汗出短气，小便不利，恶风不欲去衣，或身微肿者，甘草附子汤主之。（《伤寒论》175）

甘草附子汤方

甘草二两（炙）　附子二枚（炮，去皮，破）　白术二两　桂枝四两（去皮）

上四味，以水六升，煮取三升，去滓，温服一升，日三服。初服得微汗则解。能食，汗出复烦者，将服五合。恐一升多者，宜服六七合为始。

二、讲解

这2条原文和3个方证在《金匮要略》的痉湿暍病中也有，属于湿病，因为《金匮要略》中的湿病相对完整，也包含了以上2条原文，所以在大多数的教材中没有对此进行讲解，要准确地理解这2条原文和3个方证，应该结合《金匮要略》中的湿病。

（一）"风湿"应为"寒湿"

风湿，我认为是寒湿。风不能成为一种独立的病因，风是空气的对流，对流的结果是可以加速散热，人体受到风的影响就是散热加速，产生寒冷的感觉，所以风对人体影响的实质是寒，详细的讨论可参考我的《外感病初期辨治体系重构》。

（二）《金匮要略》中的湿病基本表现

《金匮要略·痉湿暍病脉证并治》第14条："太阳病，关节疼痛而烦，脉沉而细（一作缓）者，此名湿痹（《玉函》云中湿）。湿痹之候，小便不利，大便反快，但当利其小便。"

第15条："湿家之为病，一身尽疼（一云疼烦），发热，身色如熏黄也。"

结合《金匮要略》上述2条原文，风湿的基本表现就是一身尽疼烦或关节疼痛而烦。

（三）第 174 条讲解

《伤寒论》中的第 174 条，即桂枝附子汤证和桂枝去桂加白术汤证，在《金匮要略·痉湿暍病脉证并治》中是 23 条，桂枝去桂加白术汤的方名叫白术附子汤。

伤寒的病因是寒邪，体质强壮的人感受了寒邪就容易表现为太阳伤寒，即麻黄汤证；脾胃虚弱的人感受了寒邪就容易表现为太阳中风，即桂枝汤证。单纯的伤寒和中风，病程一般不会迁延到八九天，如果同时感受了湿邪，寒湿互结，因为湿性黏滞，不易速解，则病程可能会到八九天。湿邪侵袭人体表现和寒邪很相似，都会有恶寒、发热、头身疼痛等，仲景将风湿（其实是寒湿）放在太阳病篇，是为了鉴别，因此，也有人将此列为太阳病的疑似证。

伤寒八九日，是患者开始有发热恶寒、头身疼痛等伤寒的表现，病至八九日，就不是单纯的伤于寒邪，而是同时有湿邪。风湿相搏，其实是寒湿相搏。寒湿阻滞，则身体疼痛，因为身体疼痛而烦躁不宁。湿性重浊，所以在疼痛的同时还有沉重的感觉，因为身体疼痛而且沉重，所以不能自转侧，就是身体转侧很困难。

不呕是为了排除少阳病，因为少阳是喜呕的，凡是外感病的过程中呕吐突出的要考虑少阳病的可能，当然少阳的特征不仅仅是喜呕，而是以此为例强调要注意和少阳病鉴别，少阳病的气机不畅、三焦阻滞也可以有"一身尽重，不可转侧"，如《伤寒论》第 107 条柴胡加龙骨牡蛎汤证。

不渴，是为了排除阳明病，因为阳明为胃家实，即里热炽盛，热盛则伤津，所以阳明病口渴突出，凡是外感病过程中口渴突出的要考虑阳明病的可能，当然阳明病不仅仅是口渴，而以此为例强调要和阳明病鉴别，如第 219 条的白虎汤证就有"腹满身重，难以转侧"，其病机是热壅气滞。

脉浮虚而涩，浮为外感的特征；虚为正虚的特征，即患者为虚弱的体质，不是强壮的体质，这是为了和体质强壮而感受寒湿的麻黄加术汤证进行鉴别，《金匮要略·痉湿暍脉证并治》第 20 条"湿家身烦疼，可与麻黄加术汤发其汗为宜，慎不可以火攻之"，其脉应该是浮而紧的，没有虚象；涩是湿阻的特征。结合后面的"若其人大便硬，小便自利者，去桂加白术汤主之"，应该有大便溏，小便不利，即如《金匮要略·痉湿暍脉证并治第二》第14条所言"湿痹之候，小便不利，大便反快"，乃湿阻气化不利和湿邪困脾的特征。这是桂枝附子汤证。

桂枝附子汤的药物组成和《伤寒论》第22条桂枝去芍药加附子汤相同，但桂枝四两、炮附子三枚，比桂枝去芍药加附子汤中的桂枝三两、炮附子一枚量要大。桂枝辛甘温，发汗散寒祛湿，使寒湿从汗而去；还可通阳化气，恢复气化功能，使湿从小便而去；《神农本草经》记载桂枝还可"补中益气"，是以桂枝还可以通过补中益气健脾而除湿。炮附子辛热，逐寒除湿镇痛，是治疗寒湿疼痛的主药，和辛温的桂枝配伍，可以增强其功效。生姜辛温，可以增强桂附的散寒除湿功能；甘草、大枣甘平偏温，和桂、附、姜的配伍，即是辛甘化阳的配伍，可以增强通阳气化、散寒除湿的功能，还可增强补中益气健脾除湿的功能。若其人大便硬，小便自利者，去桂加白术汤主之。

用了桂枝附子汤以后，大便从溏变硬，小便从不利变通利，看起来应该是病好了，为什么要去桂枝加白术呢？就是因为患者的大便硬不是从原来的溏泻变成了正常的成形软便，而是硬了，解的困难了，就是变成便秘了，所以才需要治疗。便秘常见的原因是热结阳明和津伤，患者在便秘的同时没有阳明腑实证的特征，可以排除热结阳明；小便自利有没有小便太多而伤津导致便秘的可能呢，从去桂来看有这种可能，但是从加术来看则不是，因为白术并不是养阴生津通便的药，而是健脾的药，所以患者应该没有阴虚津伤的特征，其病机应该是湿邪困脾，脾不能为胃行其津液而致大便硬。原来的小便不利是因为湿阻气化不利，用桂枝附子汤以后，气化已经通利，故不必再用桂枝通阳化气。加白术还有一层意思是，和附子配伍可以逐肌肉内的水气，即湿邪，即如方后注所云"此以附子、术并走皮内，逐水气未得除，故使之耳"。关于是否去桂，也不一定，如果服了桂枝附子去桂加白术汤后，患者好了，当然去桂就对了。若如方后注云："初一服，其人身如痹，半日许复服，三服都尽，其人如冒状，勿怪。此以附子、术并走皮内，逐水气未得除，故使之耳，法当加桂四两。"那就是只加术不去桂，因为桂枝本身可以增强逐肌肉中寒湿的功效，即使小便通利也不必去桂，小便通利本身也可以增强去湿的功效，湿痹的治法本来就是"但当利其小便"。小便虽利，但是湿邪未尽，同时小便利不是大便硬的原因，故可不去桂。

用白术治疗的大便硬才是脾不能为胃行其津液。

成无己认为麻子仁丸证的小便数、大便硬是脾的功能被胃热约束，不能为胃行其津液，并将麻子仁丸证称为"脾约"，现在的教材和大部分的人都同意成氏的观点。但麻子仁丸的组成是小承气汤和养阴润燥通便的药，没有健脾的药，和脾没有关系，不能叫"脾约"，更何况，《伤寒论》第179条明确指出"太阳阳明者，脾约是也"。所以大家要将麻子仁丸证和这条联系起来理解，自然就容易明白成氏将麻子仁丸证解释为"脾约"是张冠李戴了。详细的讨论可参考《肖相如伤寒论讲义》。

（四）第175条讲解

《伤寒论》第175条的骨节疼烦，掣痛不得伸屈，近之则痛剧，即关节疼痛拘急，屈伸不利，不能触碰，是寒湿深入，阻滞骨节的表现，这是主证。伴随症状有汗出短气，小便不利，恶风不欲去衣，或身微肿，是阳气虚弱、不能固护肌表、不能化气行水的表现。这是甘草附子汤证。

甘草附子汤，以甘草附子名方，强调了甘草和附子的重要性。附子辛热，散寒除湿镇痛的作用不言而喻；将甘草放在附子的前面，说明甘草更重要一些，患者的主证是关节疼痛拘急，屈伸不利，不能触碰，缓解急迫显得更重要，故用甘草缓急止痛，与附子的散寒除湿镇痛协同而增强止痛效果；桂枝配附子，既可增强散寒除湿镇痛的作用，又可通阳化气，解决小便不利、微肿的问题，还可增强白术的益气健脾燥湿的作用；白术配附子，增强除湿的功能，白术配甘草，可以增强健脾燥湿的功能。甘草附子汤以甘草为主，附、桂、术并用。

（五）三方证的鉴别

桂枝附子汤证：身体疼烦，不能自转侧，不呕不渴，脉浮虚而涩，小便不利，大便反快。

白术附子汤（桂枝附子汤去桂加白术汤）证：在桂枝附子汤证的基础上，大便硬，小便自利。

上述两方证为寒湿阻滞肌肉，以身体疼烦为主证。

甘草附子汤证：骨节疼烦，掣痛不得伸屈，近之则痛剧，汗出短气，小便不利，恶风不欲去衣，或身微肿。

本方证为寒湿阻滞骨节，以骨节疼烦为主证。

三、特异性方证构成

【桂枝附子汤证】身体疼烦，不能自转侧，不呕不渴，脉浮虚而涩，小便不利，大便反快。

【白术附子汤证】在桂枝附子汤证的基础上，大便硬，小便自利。

【甘草附子汤证】骨节疼烦，掣痛不得伸屈，近之则痛剧，汗出短气，小便不利，恶风不欲去衣，或身微肿。

第七节　半夏泻心汤

【特异性方证】

1. 呕、利、痞并见者，半夏泻心汤主之。

2. 心下痞而口苦、口干、口黏，舌苔黄腻者，半夏泻心汤主之。

3. 呕吐而口苦、口干、口黏，舌苔黄腻者，半夏泻心汤主之。

4. 胃中嘈杂而口苦、口干、口黏，舌苔黄腻者，半夏泻心汤主之。

5 下利无热象，口苦、口干、口黏，舌苔黄腻者，半夏泻心汤主之。

6. 胃脘部或胀或满或痛或嘈杂不适，同时有其他寒热见证者，半夏泻心汤主之。如牙龈肿痛而胃部怕凉；背部发热而胃部怕冷；口苦、口臭、口疮而大便溏等。

7. 自觉胃中灼热欲食凉，食凉后腹中不适，或胀或泻，舌苔黄腻者，半夏泻心汤主之。

8. 复发性口腔溃疡，伴胃脘不适，大便溏泻者，补脾胃泻阴火升阳汤主之。

一、半夏泻心汤证

【原文】

伤寒五六日，呕而发热者，柴胡汤证具。而以他药下之，柴胡证仍在者，复与柴胡汤。此虽已下之，不为逆，必蒸蒸而振，却发热汗出而解。若心下满而硬痛者，此为结胸也，大陷胸汤主之；但满而不痛者，此为痞，柴胡不中与之，宜半夏泻心汤。（《伤寒论》149）

半夏泻心汤方

半夏半升（洗）　黄芩　干姜　人参　甘草（炙）各三两　黄连一两　大枣十二枚（擘）

上七味，以水一斗，煮取六升，去滓，再煎取三升，温服一升，日三服。

【词解】 蒸蒸而振：蒸蒸，兴盛貌。振，振动，指寒战。蒸蒸而振，指寒战得很厉害。

【讲解】

本条文论述少阳误下后可出现柴胡证仍在、大结胸、痞三种转归及半夏泻心汤的证治。

伤寒病在表，经五六日，邪传少阳，故见"呕而发热"。

发热是三阳病的共同见证，足少阳之腑为胆，《灵枢·四时气》谓"邪在胆，逆在胃"。意即胆有病，胃气会上逆，则作呕。《伤寒论》第96条小柴胡汤证的主证就有"心烦喜呕"，所以少阳是"喜呕"的，凡是外感病的过程中呕吐突出的，要考虑少阳病的可能，如果发热与呕吐并见就是少阳的特征，即"柴胡汤证俱"。

病在少阳，本当和解，而误行攻下，从而产生三种不同转归。

第一，虽经误下，但病情未变，即"柴胡证仍在"。说明其人正气较盛，未因误下而引邪内陷形成坏证，故曰"此虽已下之，不为逆"，可复与柴胡汤和解少阳。服柴胡汤后，正气得药力之助，奋起与邪气抗争，以致产生"蒸蒸而振，却发热汗出而解"的战汗。

"战汗"是在热病过程中，邪气流连不解，正气长期受困，或因误治而正气受挫，经过适当的治疗，正气得助，奋起抗邪，正邪激烈相争，最终正气一鼓驱邪外出的现象。其具体过程是，先有全身寒战，甚则肢冷脉伏，继之全身透出大汗。

叶天士在《温热论》中也论过"战汗"，他说："若其邪始终在气分流连者，可冀其战汗透邪，法宜益胃，令邪与汗并，热达腠开，邪从汗出。"叶天士提出，在欲作战汗之时，法宜益胃。王孟英认为："益胃者，在疏瀹其枢机，灌溉汤水，俾邪气松达与汗偕行。"具体来说，应该是指扶助正气，补充津液，宣展气机。叶天士所说的"益胃"，可能也与小柴胡汤中用了人参、甘草、大枣有关。周学海认为，伤寒战汗应温补元阳，温病战汗应甘寒扶胃生津，可供参考。

战汗透邪，有一战而解者，也有邪盛正虚，需再战而解者。

战汗之后，应密切观察患者的情况。若汗出热退，肤冷蜷卧，但脉象和缓，神情安静，为邪去正安之象，让患者安舒静养一昼夜即可；若汗后肢冷脉微，或脉搏躁动，躁扰不宁，则为虚脱之象，应予救治。

第二，若误下后，见心下满痛，按之石硬，是素有水饮留于心下，因误下致少阳邪热内陷入里，与水饮等有形实邪相结于胸膈，形成了"心下满而硬痛"等大结胸证，则应治以大陷胸汤。

第三，若脾胃素虚，升降紊乱，误下则脾胃更虚，气机壅塞不通，故而出现"但满而不痛"的心下痞证。此之痞满在于心下，不在胸胁，是中焦气机痞塞，非为少阳之邪不解，故不能再用柴胡汤，可用半夏泻心汤和中降逆以消痞。

同样是病在少阳，同样是误下，为什么会形成不同的结果？结合《伤寒论》原文第131条"病发于阳，而反下之，热入因作结胸；病发于阴，而反下之，因作痞也"不难理解，此与患者的体质状态相关，但仍然要据证而辨。

"但满而不痛"是痞的特征，以此可与心下硬满疼痛的结胸证相鉴别。

由此引申，可根据病邪性质及其所结的部位对不同病证进行鉴别。

小结胸证：病机为痰热互结于心下，部位正在心下，按之则痛，脉浮滑。

大结胸证：病机为水热互结于胸胁，病位比小结胸证广泛，可以也在心下，但表现为心下痛，按之石硬，甚者则从心下至少腹硬满而痛不可近。

寒实结胸证：病机为水寒互结于胸胁，部位也在心下，但无热证表现。

脏结证：病机为脏气极虚，阴寒凝结，病位从胁下一直至少腹入阴部，表现为脏结无阳证，病胁下素有痞，连在脐旁，痛引少腹入阴筋。

蓄血证：病机为瘀热互结于下焦，病位在少腹，表现为少腹急结或硬满，其人如狂或发狂。

《金匮要略·呕吐哕下利病脉证治》谓"呕而肠鸣，心下痞者，半夏泻心汤主之"，是对半夏泻心汤证的补充，也是将半夏泻心汤证列为呕利痞主方的主要依据。

半夏泻心汤证的病机是寒热错杂，升降紊乱，痰气痞结。脾胃虚弱，升降紊乱，气机痞塞，故见"心下痞"；胃气不降，故见"恶心、呕吐"；脾气不升故见"肠鸣、下利"。治疗当和中降逆消痞。

方中半夏辛温而散，化痰开结，降逆止呕；干姜辛热，温中散寒；黄芩、黄连苦寒，泄热消痞；姜夏芩连并用即是辛开苦降、寒温并用的配伍。人参、大枣、甘草以补脾胃之虚，复升降之职，又是攻补兼施配伍，达到畅达气机，消除痞满的目的。

半夏泻心汤的辛开苦降是中焦湿热阻滞的正治法，凡属湿热阻滞中焦者都可选用本方。我在临床上用得最多的是慢性肾衰表现有湿热困阻中焦而见恶心呕吐者，用本方去滓浓煎，少量多次频服，多能应手取效。

二、去滓重煎

半夏泻心汤要求"去滓重煎"。

《方言》曰："有汁而干谓之煎。""去滓重煎"即延长煎煮的时间，将药汁浓缩，其目的有二。

一是使药性醇和，体现和合之意。《伤寒论》中有七方要求去滓重煎，全是和解剂。和解剂的代表方就是半夏泻心汤和小柴胡汤，其组方特征都是寒温并用，攻补兼施，即"寒温并用谓之和，补泻同施谓之和"。和解，就是将性味功效完全相反的药物放在一个方中，并且要让这些完全不同的药物去达到一个共同的治疗目标，这就需要适当延长煎煮时间，增强药物之间的协同性，更好地发挥和解的作用。

二是使药液浓缩，减少服药的量，这对消化系统的疾病尤为重要。因为患者本来脾胃就虚，本来就有胃痛胃胀、恶心呕吐等消化系统的症状，如果让患者每次服药的量太多，会加重胃的不适感，或者服药就吐，而使患者不愿意服中药。

1993年，我曾治疗一个患者，胃病多年，久治不愈，更为严重的是，患者诉不吃药还好一些，吃了药更难受，吃西药后胃里要难受半天，喝一碗中药下去更难受。所以现在病没治好，又不敢吃药。患者本来不想看病，只是想跟我聊聊。患者的主诉是胃脘胀满，食欲不振，大便溏泄。我说："我给你开3剂药，按照我告诉你的方法吃吃试试。"处方就是半夏泻心汤，让患者去滓重煎，将药量浓缩至300mL左右，用汤匙少量多次频服，一天将300mL药服完就行，不管多少次，以服下去胃不难受为度。结果患者一听，就说："我觉得您的药肯定有效，以前从没有医生告诉我这么吃药。"患者服完3剂药，病情大为好转，又如法服用3剂，胃病痊愈。

从此，我们可以悟出，凡是消化系统的疾病，用药都应去滓重煎，浓缩药量，少量多次频服，特别是有恶心呕吐的患者，更应如此服药。

三、和小陷胸汤证的区别

半夏泻心汤和小陷胸汤均为寒温并用、辛开苦降之剂，但半夏泻心汤证是湿热各半，正虚邪实，寒热并见；而小陷胸汤证为纯实无虚，纯热无寒，热多湿少。从典型的病例来看，二者容易区别，半夏泻心汤证是呕、利、痞并见，小陷胸汤证是正在心下，按之则痛。但二者的变异则互相重叠，如半夏泻心汤证有见心下痞满而按之疼痛者，小陷胸汤证也可见心下痞满而按不痛者，此时的鉴别比较困难。我的体会是，可从大便和舌象进行鉴别，半夏泻心汤证大便泻下者多，起码不会是便秘，也有兼见便秘的，但此时已经不是本证，治疗时需要进行加减，如加大黄之类，小陷胸汤证则多为便秘；从舌象而言，半夏泻心汤证多为舌质淡或有齿痕，而小陷胸汤证则多表现为舌质红。

四、关于半夏泻心汤证的病机

现在认为，半夏泻心汤证的病机是"寒热错杂，虚实互见，痰气痞结，升降紊乱"。问题的关键是在张仲景的《伤寒杂病论》中，半夏泻心汤证的表现只是"呕而肠鸣，心下痞"，即只有呕、利、痞。并没有什么寒热虚实的见证，不知寒热在何处，痰气在何方，虚实从何来，即如钱潢所言："阴阳参错，寒热分争，虚实更互，变见不测，病情至此，非唯治疗之难，而审察之尤不易也。"于是乎，大家就拼命地寻找半夏泻心汤证寒热虚实的证据。

虚：脾气虚、胃阳弱而见乏力便溏、泄泻。

实：气机升降失常而见胃脘痞满、腹胀。

寒：胃阳不足而见恶食生冷、脘腹冷痛。

热：脾胃运纳不健、食积化热上蒸而见口舌生疮、口干口苦、舌质红苔黄、脉数等。

"寒"主要表现在患者不能饮冷食凉，食后则不舒，或痞胀，或下利。

"热"主要体现在患者不能进食辛辣，食后则胃中有烧灼感、嘈杂感，舌质红，舌苔黄厚腻等。

"中虚"主要体现在因长期胃中不适、脾胃运化乏源而出现的食欲不振、乏力、脉弱等。

以上这些也可以作为运用半夏泻心汤证据，但仲景并不需要这些证据。半夏泻心汤属于方证体系，可叫"泻心法"，不同于现在所谓的辨证论治体系。

现在得出的病机是以方测证的结果。

半夏：《神农本草经》下品，味辛平，主伤寒寒热，心下坚，下气，喉咽肿痛，头眩，胸张，咳逆，肠鸣，止汗。《中药学》认为其辛、温，有毒，入脾、胃、肺经。燥湿化痰，降逆止呕，消痞散结。半夏为君，且名方，可见半夏泻心汤所治应有痰湿。痰湿阻中，可致痞和呕恶。

干姜：《神农本草经》中品，味辛温，主胸满咳逆上气，温中，止血，出血，逐风湿痹，肠澼下利，生者尤良，久服去臭气，通神明。《中药学》认为其辛、热，入脾、胃、肾、心、肺经。温中散寒，回阳通脉，温肺化饮。应有寒，寒在脾。

黄连：《神农本草经》上品，味苦寒，主热气目痛，眦伤泣出，明目，肠澼，腹痛下利，妇人阴中肿痛，久服令人不忘。《中药学》认为其苦、寒，入心、脾、胃、肝、胆、大肠经。清热燥湿，泻火解毒。

黄芩：《神农本草经》中品，味苦平，主诸热，黄疸，肠澼，泄利，逐水，下血闭，恶疮疽蚀，火疡。《中药学》认为其苦、寒，入肺、胆、脾、大肠、小肠经。清热燥湿，泻火解毒，止血，安胎。

用半夏，应有痰，脾虚则生痰；用芩连，应有热，热在胃；用干姜，应有寒，寒在脾；用参、枣、草，应有虚，虚在脾；痰、热、寒，就是实。

五、寒、热、虚、实、痰湿的来源

《伤寒论》中由小柴胡汤证误下而成，但不可拘于误治。临床所见，多因脾胃升降功能失常所致。中焦脾胃是气机升降出入的枢纽，枢纽运转，脾升胃降，升清降浊，这不仅是脾胃自身的功能，全身的气机升降皆与此相关，如肺之宣降、肝之升发、心火之下降、肾水之上承，无不借此以斡旋。

若脾胃损伤，中焦阻滞，气机必然紊乱。

脾恶湿，易为湿困而伤阳，阳虚则生寒生痰湿，所谓"脾为生痰之源"指此而言；脾虚则不升。胃恶燥，易于化热，胃热则不降。脾湿与胃热相合，则生成湿热或痰热。虚实互见，寒热错杂是中焦病的特点。

虚实互见，寒热错杂源于脾胃升降紊乱。脾气不升则利，胃气不降则呕，寒热互结，升降紊乱，气机壅塞，加之湿热中阻则痞。半夏、干姜之辛温，不仅散寒燥湿化痰，又可助脾气之升；芩连之苦寒，不仅清热燥湿，还可助胃气之降。

此即著名的"辛开苦降"，既可除中焦之寒热、痰热、湿热，又可遂脾胃升降之性。

参、枣、草以复脾胃之气，脾胃强健则升降自调。

组方：辛开苦降，寒温并用，攻补兼施。

病机：寒热错杂，虚实互见，升降紊乱。

临床表现：痞、呕、利。

由是言之，心下痞满而呕，或见下利，特别是呕、利、痞并见，便是寒热错杂、虚实互见之确证，不必他求寒热之表现。当然，半夏泻心汤所治之证，也可表现为在有消化系统症状的同时，有可见之寒热者，但不表示只有见到寒热表现才可用。所以半夏泻心汤证是"特异性方证"，不是现在所谓的"辨证论治"，用"辨证论治"得不出这样的结论。

脾虚则湿，胃病则热，是中焦湿热的根源，辛开苦降是中焦湿热的正治。舌苔黄腻满布并见消化系统表现，也是半夏泻心汤主之，也属于"特异性方证"。但一般辛开重于苦降，化湿重于清热。

六、关于复发性口疮的治法

复发性口疮，大多数患者表现为上有口疮，下有便溏，中有胃脘不适等消化功能障碍。如果不进行整体考察，就容易犯"头痛医头，脚痛医脚"的错误，见口疮而用苦寒清热，则便溏加重；治便溏用温补则口疮加重，如此反复，缠绵不愈。《伤寒论》用半夏泻心汤治疗呕、利、痞和《金匮要略》用甘草泻心汤治疗狐蟚病为我们提供了寒温并用，攻补兼施，调理升降的思路。

李东垣的脾胃学说来源于半夏泻心汤，并有发展。他认为"脾胃一虚，则阴火下溜"，认识到了脾胃虚与阴火的关系。而其所谓之"阴火"，包括脾胃内伤，升降失常，湿热困阻中焦，上熏于心，致心火不降而旺于上，所以他提出"于脾胃中泻心火之亢盛，是治其本也"。并认为升清是矛盾的主要方面。临床强调升发脾胃之气的重要性，创制了不少以升阳益气为主的方剂，擅长用柴胡、葛根、黄芪等升提之品，成为补土派的显著特色之一。倡导"升清阳，降浊阴"，临床喜用升发药升脾胃之阳气而达到降浊阴的目的，补脾胃泻阴火升阳汤是最能代表其学术特色的方，为《脾胃论》第一方，出自《脾胃论·脾胃胜衰论》，治疗各种内伤疾病，元气下降不升，阴火趁机困扰脾胃所致的脾胃清阳不得上升，湿热困阻中焦，热多湿少的症状，如倦怠懒食，身重而痛，口苦舌干，肌肉消瘦等。他的这一理论揭示了复发性口疮的发病机理，我于临床师仲景半夏泻心汤法，用东垣补脾胃泻阴火升阳汤方（人参、黄芪、炙甘草、苍术、黄连、黄芩、石膏、羌活、柴胡、升麻），根据患者的具体情况稍事加减，多能获得满意的疗效。

七、特异性方证

［方证一］呕、利、痞并见者，半夏泻心汤主之。

【特异性方证构成要素】呕、利、痞并见。

【讲解】这是《伤寒杂病论》中提供的特异性方证，见于《金匮要略·呕吐哕下利病脉证并治第十七》第10条："呕而肠鸣，心下痞者，半夏泻心汤主之。"

［方证二］口苦、口干、口黏，舌苔黄腻伴有消化系统症状者，半夏泻心汤主之。

【特异性方证构成要素】口苦、口干、口黏，舌苔黄腻和消化系统症状并见。

【讲解】口苦、口干、口黏，舌苔黄腻是湿热的表现，和消化系统症状并见，是中焦湿热的特征。中焦湿热阻滞是半夏泻心汤的适应证。因为消化系统的症状很多，还可以具体化。

（1）心下痞而口苦、口干、口黏，舌苔黄腻者，半夏泻心汤主之。

［特异性方证构成要素］口苦、口干、口黏，舌苔黄腻和心下痞并见。

［讲解］口苦、口干、口黏，舌苔黄腻是湿热的证据；痞，是消化系统的症状。

（2）呕吐而口苦、口干、口黏，舌苔黄腻者，半夏泻心汤主之。

［特异性方证构成要素］口苦、口干、口黏、舌苔黄腻和呕吐并见。

［讲解］口苦、口干、口黏、舌苔黄腻是湿热的证据；呕吐是消化系统的症状。

（3）胃中嘈杂而口苦、口干、口黏、舌苔黄腻者，半夏泻心汤主之。

［特异性方证构成要素］口苦、口干、口黏、舌苔黄腻和胃中嘈杂并见。

［讲解］口苦、口干、口黏、舌苔黄腻是湿热的证据；胃中嘈杂是消化系统的症状。

（4）下利无热象，口苦、口干、口黏、舌苔黄腻者，半夏泻心汤主之。

［特异性方证构成要素］口苦、口干、口黏、舌苔黄腻和下利并见。

［讲解］口苦、口干、口黏、舌苔黄腻是湿热的证据；下利是消化系统的症状。无热象在于排除厥阴热利的白头翁汤证、少阳热利的黄芩汤证、阳明热利的葛根芩连汤证。

（5）胃脘部或胀，或满，或痛，或嘈杂不适，同时有其他寒热见证（如牙龈肿痛而胃部怕凉、背部发热而胃部怕冷、口苦口臭口疮而大便溏等）者，半夏泻心汤主之。

［特异性方证构成要素］胃脘部不适感和寒、热的表现并见。

［讲解］胃脘不适，是消化系统的症状，即病位在中焦；寒、热的表现并见，即寒热并存，或寒热错杂。中焦的寒热错杂也是半夏泻心汤的适应证。

［方证三］复发性口腔溃疡，下有便溏，中有胃脘不适等消化功能障碍者，补脾胃泻阴火升阳汤主之。

［特异性方证构成要素］复发性口腔溃疡和便溏、胃脘不适等消化系统症状并见。

［讲解］上有口腔溃疡，中有胃脘不适，下有便溏，和半夏泻心汤证的呕、痞、利很相似，是湿热阻滞中焦、升降功能紊乱的特征。补脾胃泻阴火升阳汤是李东垣仿半夏泻心汤的结构发展而来的，可以作为复发性口腔溃疡的特异性方证。

八、加减方法

［方证一］兼有水饮食滞，见干噫食臭，胁下有水气，腹中雷鸣者，加生姜四两，减干姜至一两，即是生姜泻心汤。

伤寒汗出解之后，胃中不和，心下痞硬，干噫食臭，胁下有水气，腹中雷鸣，下利者，生姜泻心汤主之。（《伤寒论》157）

生姜泻心汤方

生姜四两（切） 甘草三两（炙） 人参三两 干姜一两 黄芩三

两　半夏半升（洗）黄连一两　大枣十二枚（擘）

上八味，以水一斗，煮取六升，去滓，再煎取三升，温服一升，日三服。

［方证二］脾虚明显，见下利日数十行，谷不化，心烦不得安，加重甘草用量至四两，即为甘草泻心汤。或加薯蓣、车前，久泻可合赤石脂禹余粮汤。

伤寒中风，医反下之，其人下利日数十行，谷不化，腹中雷鸣，心下痞而满，干呕，心烦不得安，医见心下痞，谓病不尽，复下之，其痞益甚，此非结热，但以胃中虚，客气上逆，故使硬也，甘草泻心汤主之。（《伤寒论》158）

甘草泻心汤方

甘草四两（炙）　黄芩三两　半夏半升（洗）　大枣十二枚（擘）黄连一两　干姜三两

上六味，以水一斗，煮取六升，去滓，再煎取三升，温服一升，日三服。

原方无人参，据林亿等的方后注及《千金翼方》《外台秘要》应有。

《金匮要略》治疗狐惑病："狐惑之为病，状如伤寒，默默欲眠，目不得闭，卧起不安，蚀于喉为惑，蚀于阴为狐，不欲饮食，恶闻食臭，其目乍赤、乍黑、乍白；蚀于上部则声喝（一作嗄），甘草泻心汤主之。"

［方证三］兼痰热内结，见心下满而按之痛，脉弦滑者，可合小陷胸汤，即于方中加全瓜蒌。

［方证四］若胃热偏重，见大便干燥者，可加大黄，即是与大黄黄连泻心汤的合方；见牙龈肿痛者，可加蒲公英，重用黄连（或代之以马尾连）。

［方证五］若兼气郁，或见往来寒热，可加柴胡，即是与小柴胡汤的合方。

［方证六］若兼发热恶风汗出，可加桂枝，即如意黄连汤。

［方证七］胃灼热反酸加蒲公英30g，苏叶30g。

［方证八］胃酸少者加焦三仙各15g。

［方证九］胃痛甚加延胡索12g，川楝子10g，五灵脂10g，丹参15g。

［方证十］吐酸嘈杂者加瓦楞子 15g，吴茱萸 3g。

《温病条辨》治阳明暑温，脉滑数，不食、不饥、不便，痰浊凝聚，心下痞者，半夏泻心汤去人参、干姜、大枣、甘草，加枳实、杏仁汤主之。虚者复纳人参二钱，大枣三枚。

《温病条辨》治湿热，上焦未清，里虚内陷，神识如蒙，舌滑脉缓，人参泻心（人参、干姜、黄连、黄芩、枳实）加白芍汤主之。

九、机理研究

1. 主药黄连、黄芩均是广谱抗菌药，尤其对肠道细菌感染有效。幽门螺杆菌对黄连重度敏感，对黄芩、党参亦敏感。幽门螺杆菌敏感的药还有厚朴、玫瑰花、乌梅、佛手等。

2. 能增加胃黏蛋白的含量，显著降低溃疡指数，具有抗胃溃疡作用，是有效的胃黏膜保护剂。机理可能是加强胃黏膜黏液屏障作用，促进黏膜细胞再生修复、胃黏蛋白分泌及加强黏蛋白合成等，加快溃疡愈合过程。

3. 能促进机体清除氧自由基，减轻或阻断组织的脂质过氧化反应，同时提高 SOD 活力。可增强大鼠的抗氧化能力，减少自由基对胃黏膜上皮细胞的损伤和致癌、致突变作用。

4. 对正常机能下的胃肠运动无明显作用，对偏抑或偏亢机能状态下的胃肠运动具有"双向调节作用"，能显著促进胃排空，提高血浆胃动力素水平。

5. 促进黏膜再生修复，抑制溃疡部坏死，促进溃疡灶肉芽组织再生，促进溃疡愈合。

6. 促进萎缩腺体再生，逆转肠上皮化生及异型增生。

痞是胃肠机能紊乱所致，其实质是胃的分泌和运动机能障碍，不能及时排空内容物，胃内的食物、液体及发酵产生的气体长期滞留不去，导致局部的堵塞憋闷、胀满不舒。这种情况多伴有肠吸收机能低下，水分停滞，加之产生的腐败之物，使肠管蠕动加快，其外在表现即为肠鸣。从用黄连、黄芩来看，半夏泻心汤证多为炎症性胃肠机能紊乱，这种炎症，既可以是外来病菌感染，也可以是饮酒或食入辛辣等刺激物所造成的胃黏膜损伤。这些病理变化中医谓之湿热蕴结，因而临床多见舌苔黏腻。

十、验案举例

【慢性肾功能衰竭案】

患者白某，女，36 岁，河北省唐山市玉田县人，2000 年 5 月 2 日初诊。患慢性肾炎多年，在中日友好医院做肾穿刺活检，病理诊断为中度系膜增生性肾炎，去年发现肾功能损害，曾在北京多家大型中医院及西医院住院治疗，病情不能控制，肾功能持续恶化。患者就诊时的主要临床表现为：腰痛，疲乏，胃胀不适，食欲不振，下肢冰冷，口苦口干，大便不畅，小便黄，月经量少色黑，舌质红苔黄厚腻，脉弦。近期化验肾功能：SCr 563μmol/L，BUN 17.6mmol/L。HB 98g/L。尿检：PRO 3+，BLD 3+，尿沉渣镜检：RBC 10 ～ 15/HP。西医的诊断已经明确，中医辨证为寒热错杂，湿热中阻，升降紊乱，浊瘀互结。治疗宜寒温并用，辛开苦降，清热化湿，活血泻浊。方用半夏泻心汤加味：

半夏 10g，干姜 10g，黄连 10g，黄芩 10g，生晒参 6g，炙甘草 6g，大枣 12g，肉桂 6g，水蛭 6g，生大黄 6g，荷叶 15g，桑寄生 15g，土鳖虫 15g，石韦 30g，白茅根 30g。

上方 7 剂，每日 1 剂，水煎取 1000mL，去滓后再煎取 600mL，分 3 次于饭前 1 小时温服。

5 月 10 日二诊，服上方后，自觉症状明显减轻，胃胀、口苦口干、腰痛、下肢凉都减轻不少，大便通畅，舌苔黄腻也见变薄。患者说治疗了这么多年，吃了这么多的药，从没这么轻松过，治疗的信心大增。既然药已对证，理当效不更方，继续用上方坚持服用 1 个月，化验检查肾功能和尿常规指标都已好转，继续用上方加减治疗至 1 年，肾功能、尿检完全正常。此后如有不适，仍用上方间断服用，直到现在还来复诊，肾功能、尿检一直正常，坚持正常上班。

第八节　猪苓汤

【特异性方证】

1. 阴虚与水湿并见者，猪苓汤主之。

2. 阴虚与湿热并见者，猪苓汤主之。

问题：阴虚有热为什么还会有水？

一、原文

阳明病，脉浮而紧，咽燥口苦，腹满而喘，发热汗出，不恶寒反恶热，身重。若发汗则躁，心愦愦反谵语；若加温针，必怵惕，烦躁不得眠；若下之，则胃中空虚，客气动膈，心中懊憹，舌上苔者，栀子豉汤主之。（《伤寒论》221）

若渴欲饮水、口干舌燥者，白虎加人参汤主之。（《伤寒论》222）

若脉浮，发热，渴欲饮水，小便不利者，猪苓汤主之。（《伤寒论》223）

猪苓汤方

猪苓（去皮）　茯苓　泽泻　阿胶　滑石（碎）各一两

上五味，以水四升，先煮四味，取二升，去滓，内阿胶烊消，温服七合，日三服。

阳明病，汗出多而渴者，不可与猪苓汤，以汗多胃中燥，猪苓汤复利其小便故也。（《伤寒论》224）

少阴病，下利六七日，咳而呕渴，心烦不得眠者，猪苓汤主之。（《伤寒论》319）

夫诸病在脏，欲攻之，当随其所得而攻之，如渴者，与猪苓汤。

余皆仿此。(《金匮要略·脏腑经络先后病脉证》17)

　　脉浮、发热、渴欲饮水、小便不利者，猪苓汤主之。(《金匮要略·消渴小便不利淋病脉证并治》13)

二、讲解

　　猪苓汤证在阳明病篇与少阴病篇的病机是相同的，但两者病因有别。阳明为热盛伤阴，少阴为素体阴虚，最终都可导致阴虚而水热互结，故治法相同。

　　第221～223条为阳明病误下后，热不能除，而津液受伤，又热与水结，蓄于下焦，因而出现津伤水热互结之证。阳明余热犹存，故脉浮发热为阳明热盛之外在反映；津液损伤，加之水热互结，气不化津，故渴欲饮水；水蓄下焦而不行，则小便不利。

　　第319条是少阴阴虚化热，热与水结。心烦、不得眠，是阴虚化热，热扰心神的表现；渴，既有阴虚伤津的机理，也有水热互结，津不上承的机理；下利、呕、咳，是水饮内停，影响肠胃和肺的功能。

　　猪苓汤证的病机要素为阴虚有热、水饮内停。故用猪苓汤以育阴润燥，清热利水。方中猪苓、茯苓、泽泻淡渗利水；阿胶甘平育阴润燥；滑石清热利水，甘寒生津。从组方分析，应该以水饮为主，阴虚不重。二苓、泽泻，是淡渗利水的主药，与五苓散的利水药相同，说明水饮是主要问题；滋阴只用了阿胶，阿胶以养血而滋阴，可见其阴虚不重；清热只用了滑石，滑石是在利水的同时有清热的作用，说明热亦不重。

　　第224条讨论的是猪苓汤的禁例。

　　阳明病热证，因里热炽盛，迫津外泄，则汗出必多；热盛津伤胃燥，故见口渴。此时化源不足，津液缺乏，可有小便不利的表现，治法宜用清热生津之剂，切不可用猪苓汤复利其小便。因为猪苓汤的功效，虽兼育阴润燥，实以通利小便为主，若用于阳明热证，必致津液更伤，邪热愈炽，故特提出以为禁例。

　　本条提出猪苓汤的禁忌，即热盛津伤者，如白虎加人参汤证，此证也可以出现小便不利，但这种小便不利不是水停，而是津伤化源不足，故禁利小便。当遵《伤寒论》原文第58条"凡病，若吐若下，若亡血亡津液，阴阳自和者，必自愈"，第59条"大下之后，复发汗，小便不利者，亡津液故也，勿治之，得小便利，必自愈"之旨，切不可因见口渴、小便不利而误投猪苓汤，以竭欲亡之津液，故应引以为禁。

阴虚就是人体内的水分减少了，怎么还会有多余的水分成为水湿停留在体内？阴虚的基本表现是内热，但是如果阴虚影响到肾的主水功能，则可导致水液代谢失常而产生水湿。阴虚是人体正常的津液不足，水湿是阴虚影响了肾的主水功能而产生的病理产物，二者的概念不能等同。

三、类证鉴别

本证之心烦不得眠，虽与《伤寒论》第303条黄连阿胶汤证相似，但黄连阿胶汤证乃肾阴虚而心火炽，乃阴虚与邪火均重，当伴咽干口燥、舌质红、苔黄、脉细数等。本证则为阴虚而水热互结，乃阴虚轻而兼水气，当伴咳而呕渴、下利、小便不利等。舌质红苔少、脉细数，是青蒿鳖甲汤证。

本证之小便不利、水肿、咳、利、呕，虽与真武汤证相似，但真武汤证乃因阳虚水泛，而伴寒象，当有畏寒肢冷、腹痛、四肢沉重疼痛、水肿重，治宜温阳利水。本证则为阴虚水停而伴热象，当有心烦不得眠、水肿轻等，治宜育阴清热利水。

本证之下利、心烦、口渴，虽与《伤寒论》282条的阴盛阳虚证相似，但282条乃因阴盛阳虚，当伴见但欲寐、小便色白清长。本证乃因阴虚水热互结，当伴心烦不眠。

本证与五苓散证都是有水饮内停，相同的有水肿、小便不利、小腹胀满或疼痛、口渴、发热、脉浮等。但二者病机治法大有不同：五苓散证是阳郁，气化不利，证偏寒，所以舌质是淡的苔是白的，虽然口渴，但一般饮水不多，或水入则吐；猪苓汤证是阴虚水热互结，证偏热，所以舌质是红的，舌苔少而干，口渴饮水较多，还可见到咽干口燥、心烦失眠等，甚至可以见到血淋、小便涩痛难出等。

下利：小便不利、舌质淡苔白水滑者，五苓散证；阳虚明显的，真武汤证；舌质红苔少、心烦失眠、脉细数者，猪苓汤证。

尿路感染：急性尿路刺激征明显，舌质红苔黄腻，脉滑数有力，用八正散（车前子、瞿麦、萹蓄、滑石、山栀子仁、甘草、木通、大黄）；慢性尿路感染急性发作的时候，舌质红苔少、脉细数的，用猪苓汤；有发热的，用小柴胡汤合导赤散；用知柏地黄汤加清利的药，如萹蓄、瞿麦、栀子、通草等善后。

尿路结石：舌质红苔黄腻、脉滑数者，用五金石韦汤（金钱草、海金沙、鸡内金、郁金、金铃子、石韦）；舌质红苔少、脉细数的，用猪苓汤。

四、临床运用

（一）治疗病种

尿路结石、慢性肾炎、慢性肾盂肾炎、乳糜尿、肾盂积水等。

（二）适应证

猪苓汤在临床上有两种适应证。

一种是阴虚与水湿并见，即在水肿、小便不利的同时有口渴、心烦失眠、舌质红少苔、脉细数等，多见于慢性肾炎或肾病综合征的水肿，经用温阳或激素治疗后，水湿未尽而又化热伤阴者，此时也可用六味地黄汤加怀牛膝、车前子等。

一种是阴虚与湿热并见，即在尿路刺激征、结石、血尿、小便不利的同时，有口渴、发热、心烦失眠、舌质红苔根黄腻、脉细数等，多见于尿路感染或尿路结石，此时也可用知柏地黄汤加通草、滑石等利尿通淋之品。

（三）主证分析

小便不利（尿频、尿急、尿痛、尿不禁、尿不尽），口渴，心烦失眠，发热，下利。

其中的小便不利，主要是不通畅、不舒服，与五苓散的小便不利主要是尿少不完全相同。

后来补充的证有腰酸痛，说明与肾虚有关。

（四）加减

心烦、舌质红加栀子；小便赤涩疼痛加生甘草；有足癣、黄带加黄柏、栀子、甘草；腹痛窘迫合四逆散。

五、特异性方证

［方证一］阴虚与水湿并见者，猪苓汤主之。

【特异性方证构成要素】 阴虚、水湿。

【讲解】 阴虚的表现如口渴、心烦失眠、舌质红少苔、脉细数等；水湿的表现如水肿、小便不利等。

［方证二］阴虚与湿热并见者，猪苓汤主之。

【特异性方证构成要素】 阴虚、湿热。

【讲解】 阴虚的表现如口渴、心烦失眠、舌质红少苔、脉细数等；湿热的表现如尿路刺激征、尿路结石、血尿、小便不利、舌质红、苔根黄腻等。

第九节　小柴胡汤

【特异性方证】

1. 往来寒热者，小柴胡汤主之。

2. 呕而发热者，小柴胡汤主之。

3. 胸满胁痛而发热者，小柴胡汤主之。

4. 感冒发热，两侧头痛，脉弦细者，小柴胡汤主之。

5. 正气不足的发热，舌质红，苔薄黄，脉弦细者，小柴胡汤主之。

6. 大病瘥以后复发热，舌质红，苔薄黄，脉弦细者，小柴胡汤主之。

7. 妇女经期发热，舌质红，苔薄黄，脉弦细者，小柴胡汤主之。

8.产后感冒发热，舌质红，苔薄黄，脉弦细者，小柴胡汤主之。

9.慢性肾衰发热者，小柴胡汤主之。

10.慢性尿路感染发热者，小柴胡汤合导赤散主之。

一、小柴胡汤方证分级

（一）特异性方证等级

伤寒五六日，中风，往来寒热，胸胁苦满，嘿嘿不欲饮食，心烦喜呕，或胸中烦而不呕，或渴，或腹中痛，或胁下痞硬，或心下悸、小便不利，或不渴、身有微热，或咳者，小柴胡汤主之。（《伤寒论》96）

血弱气尽，腠理开，邪气因入，与正气相搏，结于胁下。正邪分争，往来寒热，休作有时，嘿嘿不欲饮食，脏腑相连，其痛必下，邪高痛下，故使呕也，小柴胡汤主之。服柴胡汤已，渴者属阳明，以法治之。（《伤寒论》97）

伤寒四五日，身热恶风，颈项强，胁下满，手足温而渴者，小柴胡汤主之。（《伤寒论》99）

伤寒，阳脉涩，阴脉弦，法当腹中急痛，先与小建中汤；不瘥者，小柴胡汤主之。（《伤寒论》100）

妇人中风七八日，续得寒热，发作有时，经水适断者，此为热入血室，其血必结，故使如疟状，发作有时，小柴胡汤主之。（《伤寒论》144）

呕而发热者，小柴胡汤主之。（《伤寒论》379）

伤寒瘥以后，更发热，小柴胡汤主之。（《伤寒论》394）

（二）一般适用等级

伤寒十三日，不解，胸胁满而呕，日晡所发潮热。已而微利，此本柴胡证，下之以不得利，今反利者，知医以丸药下之，此非其治

也。潮热者，实也。先宜服小柴胡汤以解外，后以柴胡加芒硝汤主之。(《伤寒论》104)

诸黄，腹痛而呕者，宜柴胡汤。(《金匮要略·黄疸病脉证并治》21)

（三）可能适用等级

太阳病，十日已去，脉浮细而嗜卧者，外已解也；设胸满胁痛者，与小柴胡汤；脉但浮者，与麻黄汤。(《伤寒论》37)

凡柴胡汤病证而下之，若柴胡证不罢者，复与柴胡汤，必蒸蒸而振，却复发热汗出而解。(《伤寒论》101)

太阳病，过经十余日，反二三下之，后四五日，柴胡证仍在者，先与小柴胡……(《伤寒论》103)

伤寒五六日，头汗出，微恶寒，手足冷，心下满，口不欲食，大便硬，脉细者，此为阳微结，必有表，复有里也。脉沉，亦在里也。汗出，为阳微。假令纯阴结，不得复有外证，悉入在里；此为半在里半在外也。脉虽沉紧，不得为少阴病，所以然者，阴不得有汗，今头汗出，故知非少阴也，可与小柴胡汤。设不了了者，得屎而解。(《伤寒论》148)

伤寒五六日，呕而发热者，柴胡汤证具，而以它药下之，柴胡证仍在者，复与柴胡汤。此虽已下之，不为逆，必蒸蒸而振，却发热汗出而解。若心下满而硬痛者，此为结胸也，大陷胸汤主之。但满而不痛者，此为痞，柴胡不中与之，宜半夏泻心汤。(《伤寒论》149)

阳明病，发潮热，大便溏，小便自可，胸胁满不去者，与小柴胡汤。(《伤寒论》229)

阳明病，胁下硬满，不大便而呕，舌上白胎者，可与小柴胡汤。上焦得通，津液得下，胃气因和，身濈然汗出而解。(《伤寒论》230)

阳明中风，脉弦浮大而短气，腹都满，胁下及心痛，久按之气不通，鼻干，不得汗，嗜卧，一身及目悉黄，小便难，有潮热，时时哕，耳前后肿。刺之小瘥，外不解。病过十日，脉续浮者，与小柴胡汤；脉但浮，无余证者，与麻黄汤；若不尿，腹满加哕者不治。(《伤

寒论》231）

本太阳病，不解，转入少阳者，胁下硬满，干呕不能食，往来寒热。尚未吐下，脉沉紧者，与小柴胡汤。（《伤寒论》266）

（四）无方可用等级

若已吐下发汗温针，谵语，柴胡汤证罢，此为坏病，知犯何逆，随证治之。（《伤寒论》267）

（五）不适用等级

得病六七日，脉迟浮弱，恶风寒，手足温。医二三下之，不能食，而胁下满痛，面目及身黄，颈项强，小便难者，与柴胡汤，后必下重。本渴饮水而呕者，柴胡不中与也，食谷者哕。（《伤寒论》98）

二、少阳病的本质是正气已显不足

小柴胡汤是少阳病的主方，《伤寒论》中的少阳病又是什么呢？我认为，少阳病最本质的特征是正气已显不足，正邪双方都呈衰减之势。少阳病最具有特征性的表现是往来寒热，现在绝大多数的人都认为往来寒热是邪在半表半里的表现，其实半表半里是成无己在注解《伤寒论》的时候提出来的一个错误概念。张仲景在第 96 条提出了少阳病的主证"往来寒热"，接着在第 97 条对此进行解释："血弱气尽，腠理开，邪气因入，与正气相搏，结于胁下，正邪分争，往来寒热，休作有时。""血弱气尽，腠理开"，显然是人体正气虚弱在先；正邪分争，就是正邪双方相持不下，互有胜负。一个不太强盛的正气遇到了一个同样不太强盛的邪气，正气欲驱邪外出却不能一鼓作气，邪气欲侵入人体也不能长驱直入，就形成了特有的临床表现——往来寒热。

除了往来寒热，在《伤寒论》中还有足够的证据证明少阳病是正气不足的。第 265 条："伤寒脉弦细，头痛发热者，属少阳。"弦属少阳，细就是正气不足。热入血室的治疗可用小柴胡汤，热入血室的特殊性就是在妇人经水适来适断的时候，妇人经期的体质状态显然与血弱气尽类似。少阳病的主方小柴胡汤用了人参、甘草、大枣。

三、小柴胡汤的用法

（一）根据《伤寒论》中提示的主证运用

1. 发热

（1）往来寒热（96）：这是少阳病的典型热型，见到便可用。

（2）呕而发热（379）：少阳喜呕，所以发热与呕吐并见，便是小柴胡汤证。凡是具有正气不足病机和表现的发热。

常规辨治无效的发热可与小柴胡汤，但要与桂枝汤证进行区分。

2. 消化系统的症状

如原文第 96 条小柴胡的主证有"心烦喜呕，嘿嘿不欲饮食"。《黄帝内经》中有"邪在胆，逆在胃"。《金匮要略》中有"见肝之病，知肝传脾"。故小柴胡汤可用于多种消化系统的疾病，如胃炎、胃溃疡、肝炎、胆囊炎等。

3. 少阳经脉循行部位的症状

少阳经脉循行部位相关的症状：咽干、目眩、两耳无所闻、目赤、胸中满而烦、胸胁苦满、胁下痞硬等。临床上如目赤肿痛、耳鸣耳聋、咽痛、颈部淋巴结结核、腹股沟淋巴结结核等，可考虑用小柴胡汤。

（二）引申的用法

1. 根据证候特征

往来寒热具有阵发的特征，而凡是阵发性的疾病都有正气不足的病机存在，再引申一点，凡是周期性的疾病都有正气不足的病机存在，因此，凡是阵发性的或周期性的疾病都可考虑用小柴胡汤，如疟疾、癫痫、阵发性的呕吐、周期性的头痛等。

2. 根据病机

（1）正气不足的病机：如老人、小儿，大病、久病者，孕妇、产妇等。

（2）胆不主决断：凡是胆气虚怯而害怕的，特别是与其他少阳病的表现同见的时候。

（3）枢机不利，三焦阻隔：胆和三焦为少阳之腑，而三焦为元气之别使，主通行元气和津液，若病入少阳，致枢机不利，三焦阻隔，津液运行障碍，如上焦的咳嗽，中焦的呕吐、便秘、腹泻，下焦的小便不利、水肿等。

（三）拓展"特异性方证"的方法

吉林的一位慢性肾衰患者，感染发热，西医治疗半月不能退烧，听病友说我能治疗这种发热，派其子专程来北京找我，授小柴胡汤原方，其子因怕耽误时间，用手机发回吉林，服 1 剂烧退。

这就是我根据《伤寒论》的原意，结合我的临床实践摸索出来的小柴胡汤的"特异性方证"之一。

仿《伤寒论》成例，可表述为：慢性肾衰合并发热者，小柴胡汤主之。

慢性肾衰合并发热为什么用小柴胡汤主之？

结合上面提到的《伤寒论》中提示的用小柴胡汤的主证，在《伤寒论》中用小柴胡汤的条文一共有 18 条，其中有 11 条提到了发热：

往来寒热（第 96、97、266 条）

呕而发热（第 149、379 条）

身热恶风（第 99 条）

头痛发热（第 265 条）

瘥后发热（第 394 条）

发潮热（第 229、231 条）

热入血室（第 144 条）

由此可见，我们有充分的理由认为，小柴胡汤是退烧的方。是否所有的发热都能用小柴胡汤呢？显然也不是，如果发热与恶寒并见，那是太阳病的发热，就需要用麻黄汤或桂枝汤；如果发热不恶寒，反恶热，那是阳明病的发热，就需要用白虎汤或承气汤；小柴胡汤治疗的是少阳病的发热。少阳病的发热是往来寒热，往来寒热代表的病机是正气已显不足，由此可以引申，凡是正气不足的发热都可以用小柴胡汤，如老年人、小儿、孕妇、产妇、经期妇女、大病者、久病者等特殊的人群。少阳是喜呕的，第 96 条提到的少阳主证除了往来寒热，还有心烦喜呕，第 149 条有"伤寒五六日，呕而发热者，柴胡汤证俱"，第 379 条"呕而发热者，小柴胡汤主之"。少阳之腑是胆，邪入少阳影响胆的功能，胆病会及胃，因为胆为木，胃为土，木克土。《灵枢·四时气》说："邪在胆，逆在胃。"如果呕吐与发热并见，说明这个发热是少阳的发热，也是小柴胡汤的主治范围。

有了上面的基础，"慢性肾衰合并发热者小柴胡汤主之"就变得理所当然。慢性肾衰是慢性病、大病、久病，正气虚弱是肯定的，如果发热就是正气虚弱的发热，这是小柴胡汤的适应证；慢性肾衰由于酸碱平衡紊乱、酸中毒，尿毒症毒素刺激胃黏膜，绝大多数的患者都会出现呕吐，有的甚至贯穿于疾病的始终，如果发热，就是呕而发热了，这也是小柴胡汤的适应证。因此，就有了"慢性肾衰合并发热者，小柴胡汤主之"的结论；慢性肾衰发热的证和小柴胡汤的方之间就有了特异性的关联。

学习《伤寒论》学什么？学张仲景已经确立的"特异性方证"，在此基础上，根据自己的研究领域拓展"特异性方证"。

四、特异性方证

（一）张仲景已经确立的特异性方证

［方证一］往来寒热者，小柴胡汤主之。

【特异性方证构成要素】往来寒热。

【讲解】往来寒热，即《伤寒论》原文第 96 条小柴胡汤的主治证之一。

［方证二］呕而发热者，小柴胡汤主之。

【特异性方证构成要素】呕吐、发热。

【讲解】原文第 379 条。

［方证三］胸满胁痛而发热者，小柴胡汤主之。

【特异性方证构成要素】胸满胁痛、发热。

【讲解】胸满胁痛、发热，即原文第 37 条所述太阳病十日已去转入少阳而见胸满胁痛者，其特征就是胸满胁痛与发热并见。

［方证四］感冒发热，两侧头痛，脉弦细者，小柴胡汤主之。

【特异性方证构成要素】两侧头痛、脉弦细、发热。

【讲解】两侧头痛、脉弦细、发热，即原文第 265 条所述："伤寒，脉弦细，头痛发热者，属少阳。"两侧头痛是少阳的特征，弦细是少阳的主脉。

（二）根据张仲景的理论稍加拓展的特异性方证

［方证一］正气不足的发热，舌质红，苔薄黄，脉弦细者，小柴胡汤主之。

【特异性方证构成要素】正气不足、发热、舌质红苔薄黄、脉弦细。

【讲解】这是根据少阳病"正气已显不足"的本质拓展而来的特异性方证。但正气不足的发热还有桂枝汤证，所以要加上少阳的舌脉特征，即舌质红苔薄黄、脉弦细。

［方证二］大病瘥以后复发热，舌质红，苔薄黄，脉弦细者，小柴胡汤主之。

【特异性方证构成要素】大病瘥后、发热、舌质红苔薄黄、脉弦细。

【讲解】此即根据第394条"伤寒瘥以后，更发热，小柴胡汤主之"而来。大病瘥后显然属于正气不足，同上，正气不足的发热还有桂枝汤证，所以要加上少阳的舌脉特征，即舌质红苔薄黄、脉弦细。

［方证三］妇女经期发热，舌质红，苔薄黄，脉弦细者，小柴胡汤主之。

【特异性方证构成要素】妇女经期、发热、舌质红苔薄黄、脉弦细。

【讲解】此即根据第144条"妇人中风七八日，续得寒热，发作有时，经水适断者，此为热入血室，其血必结，故使如疟状，发作有时，小柴胡汤主之"而来。妇女经期显然属于正气不足，同上，正气不足的发热还有桂枝汤证，所以要加上少阳的舌脉特征，即舌质红苔薄黄、脉弦细。

［方证四］产后感冒发热，舌质红，苔薄黄，脉弦细者，小柴胡汤主之。

【特异性方证构成要素】妇女产后、发热、舌质红苔薄黄、脉弦细。

【讲解】产后与第97条所述的"血弱气尽"的体质状态类同，属于正气不足的发热。同上，正气不足的发热还有桂枝汤证，所以要加上少阳的舌脉特征，即舌质红苔薄黄、脉弦细。

（三）根据我自己的研究领域肾病稍有拓展的特异性方证

［方证一］慢性肾衰发热者，小柴胡汤主之。

【特异性方证构成要素】慢性肾衰、发热。

【讲解】慢性肾衰属于大病、久病，发热则属于正气不足的发热；慢性肾衰常见呕吐，发热则属于呕而发热。

[方证二]慢性尿路感染发热者，小柴胡汤合导赤散主之。

【特异性方证构成要素】慢性尿路感染、发热。

【讲解】慢性尿路感染有正气不足的基础，发热则是正气不足的发热；慢性尿路感染的基本表现有尿频、尿急、尿痛、尿热等，乃心热下移小肠的特征，是导赤散的适应证。

附：少阳病不是"半表半里证"

在中医界，提到少阳病，绝大多数的人都会脱口而出："半表半里证。"

"半表半里证"是伤寒学说中的一个广为流传的概念，但这是一个多余的概念，《伤寒论》中并没有这个概念。

（一）由来

"半表半里"首见于成无己《注解伤寒论》。

如其在第 96 条注云："病有在表者，有在里者，有在表里之间者，谓之半表半里证……邪在表则寒，邪在里则热。今邪在半表半里之间，未有定处，是以寒热往来也。"

第 148 条注云："与小柴胡汤以除半表半里之邪。"

"半表半里"由此而来。

《伤寒论》第 96 条提出了小柴胡汤的主证"往来寒热"。在《伤寒论》中，太阳病有发热恶寒，为典型的表证；阳明病则发热恶热，为典型的里证；而少阳病的"往来寒热"，既不同于太阳的表证，又有别于阳明的里证，即既不是表证，也不是里证，那就是"半表半里"证了。从治法上看，亦与太阳之表的汗法和阳明之里的清、下法不同，而独取和解一法。张仲景在《伤寒杂病论》的序中说"撰用《素问》《九卷》……为《伤寒杂病论》，合十六卷"，也就是说，张仲景在写《伤寒杂病论》的时候是参考了《黄帝内经》的，而《黄帝内经》中就有开、合、枢的概念，《素问·阴阳离合论》和《灵枢·根结》中都有"太阳为开，阳明为阖，少阳为枢"。太阳为开，那就是在表；阳明为阖，那就是在里；少阳为枢，那就是在太阳、阳明之间，亦即表里之间，表里之间就是"半表半里"。而成无己是第一个对《伤寒论》进行全文注释的人，其特色就是以经解论，即根据《黄帝内经》的理论对《伤寒论》进行解释，是研究《伤寒论》的绝对权威。可见，将少阳病称为"半表半里"，不仅仅是有理有据，而且还相当完美。因此，从成无己以后，绝大多数的医家和权威的著作，都拥护成无己的创举。比如柯韵伯在注释第96条时说："盖少阳为枢，不全主表，不全主里，故六证皆在表里之间。"尤在泾在注释第96条时说："往来寒热者，少阳居表里之间，进而就阴则寒，退而从阳则热也……以少阳为半表半里，其气有乍进乍退之机。"程钟龄在《医学心悟》中说："伤寒在表者可汗，在里者可下，其在半表半里者惟有和之一法焉，仲景用小柴胡汤加减是已。"以上这几位，是古代研究《伤寒论》的大佬级的人物，特别是柯、尤这二位，学术地位极高。近现代也如此，学术权威的体现莫过于中医院校的教材，教材之中被公认的是五版，因为五版教材的主编、副主编、编委，确确实实是各学科的翘楚，《伤寒论讲义》的主编是湖北的李培生先生，副主编是北京的刘渡舟先生，编委是南京的陈亦人先生，应该是绝对的"顶配"。五版教材在解释第96条时说："因病在少阳半表半里，枢机不利，正邪分争，正受制于人则热，邪胜则寒，寒热交替出现。所以往来寒热是少阳病的主要热型。"除了五版教材，我见到过的各种版本的《伤寒论》教材，也都认为少阳病是"半表半里"，足见其传播之广，影响之深。

（二）"往来寒热"的机理是"正邪分争"

具体解释见上文（二、少阳病的本质是正气已显不足）。

（三）"半表半里"导致的理论混乱

成无己提出的、被历代学术权威追捧的、美丽的而又多余的"半表半里"，导致了中医理论的混乱，甚至不能自圆其说。

1. 关于位置的争议

表、里、半表半里都是位置概念，既然有表、里、半表半里的区别，当然应该有顺序。因之出现了"半表半里"的位置之争。主要有两种观点：一种认为在太阳和阳明之间，代表医家有戴原礼、陆九芝、柯琴、陆渊雷等，当代有俞长荣；一种认为在阳明之后，即阳明和三阴之间，代表医家有程郊倩等。现在争论这个问题的人也很多。其实争论这个问题的原因主要是混淆了实体的解剖定位、六经传变和六经顺序三个不同的概念。在中医学中基本上不重视实体的解剖定位，对此没有必要作太多的探讨；六经顺序即太阳、阳明、少阳、太阴、少阴、厥阴，这是沿用《黄帝内经》中的顺序，我们现在这么排列，只是一种习惯，并不代表伤寒的传变顺序；而六经传变则影响因素较多，除了伤寒始于太阳，终于厥阴这是一定的以外，自太阳能以后的传变则不是固定不变的，因为从《伤寒论》的记载和临床实际都表明其传变有其复杂性，有自太阳而阳明者，有自太阳而少阳者，有从阳明而少阳者，亦有从少阳而阳明者，显然，从传变来看，没有办法确定"半表半里"的位置。直言之，"半表半里"的位置这个命题没有意义。

2. 与"八纲辨证"的矛盾

八纲辨证是中医基本的辨证纲领，八纲辨证中关于病位的辨证只有表里两纲。证候表现不是表证便是里证，不可能存在半表半里证，亦即除了表证便是里证。

真正按照八纲分析六经是不会出现"半表半里"的，因为除了太阳病以外应该都是里证，少阳也不例外。要是有"半表半里"，就与八纲辨证的理论不相符了。八纲辨证可以有表里证相兼出现，但绝没有表里之间的证候类型，即"非表非里"证，亦即"半表半里"证。

第十节　大柴胡汤

【特异性方证】

1. 呕吐严重，心下拘急硬满疼痛者，大柴胡汤主之。

2. 呕吐伴有热性下利，心下拘急硬满疼痛者，大柴胡汤主之。

3. 里热实证有少阳病特征者，大柴胡汤主之。

4. 胆汁反流性胃炎，心下拘急或硬满疼痛者，大柴胡汤主之。

5. 反流性哮喘，心下拘急或硬满疼痛者，大柴胡汤主之。

6. 胆囊炎、胆石症、胰腺炎，心下拘急或硬满疼痛者，大柴胡汤主之。

7.代谢综合征如肥胖、血脂高、血糖高、尿酸高、血压高等，伴有心下拘急或硬满疼痛者，大柴胡汤主之。

8.凡具有逆、浊、实、痛特征者，大柴胡汤主之。

大柴胡汤被广泛用于胆囊炎、胰腺炎、胆汁反流性胃炎、糖尿病、高血压病、高脂血症、高尿酸血症、肥胖、哮喘、抑郁症等，显然，大柴胡汤用得很多。大柴胡汤用得多，肯定就是大柴胡汤证多，而大柴胡汤证多则是一个值得思考的问题。

一、原文

太阳病，过经十余日，反二三下之，后四五日，柴胡证仍在者，先与小柴胡汤；呕不止，心下急，郁郁微烦者，为未解也，与大柴胡汤下之则愈。(《伤寒论》103)

伤寒发热，汗出不解，心中痞硬，呕吐而下利者，大柴胡汤主之。(《伤寒论》165)

伤寒十余日，热结在里，复往来寒热者，与大柴胡汤……(《伤寒论》136)

按之心下满痛者，此为实也，当下之，宜大柴胡汤。(《金匮要略·腹满寒疝宿食病》12)

大柴胡汤方

柴胡半斤　黄芩三两　芍药三两　半夏半升(洗)　生姜五两(切)　枳实四枚(炙)　大枣十二枚(擘)

上七味，以水一斗二升，煮取六升，去滓，再煎(取三升)，温服一升，日三服。一方，加大黄二两。若不加，恐不为大柴胡汤。

二、对大柴胡汤证的理解

(一)少阳阳明合病

这是通行的理解，历版教材及大部分医家都持这种看法。

如对《伤寒论》第103条的理解是，太阳病传入少阳，而太阳表证已罢，谓之"过经"。病入少阳，治法当以和解为主，少阳禁下。今反二三下之，但患者正气旺盛，未因误下而造成变证，后四五日柴胡证仍在。故先与小柴胡汤以和解少阳。若服小柴胡汤后，症见呕不止，心下急，郁郁微烦等，是因屡下之后，病邪兼入阳明，已成少阳枢机不利，兼阳明化燥成实之证。胆热胃逆，故呕不止；胃气壅滞，故心下急；气机郁滞，故郁郁微烦。故以大柴胡汤和解少阳，通下里实。

方用柴胡、黄芩以和解少阳，大黄、枳实以通腑泻实；生姜、半夏以降逆止呕；芍药可益阴和营，缓急止痛；大枣可补中益气，调和诸药。共为和解少阳，通下里实之剂。

对第 165 条的理解是，伤寒为病在表，发汗之后，其热当解。今"发热，汗出不解"，并见"心中痞硬，呕吐下利"等症，说明非太阳表证不解，而是病入少阳、阳明不解。邪入少阳，枢机不利，胃气壅滞则心中痞硬；胆热胃逆，则呕吐酸苦水或苦水不止；阳明燥结已成，热迫津液从旁而下，则见下利，亦可见到便秘；邪入少阳，尚可见发热汗出，或往来寒热，胸胁苦满，小便色黄，苔黄少津，脉弦数等证。少阳病不解，固不当用下，因兼阳明里实，又不得不下，故用大柴胡汤，是即和解与通下并行之法。

（二）热结胆腑

我的硕士研究生导师，湖北中医药大学的梅国强先生，1980 年提出大柴胡汤证为少阳腑证。也就是说其病机是热结胆腑。

认为腑证的定义应该是：其病变部位在腑，其证候除通过经脉而有全身反应外，并有在腑之局部反应。

理由有三：其一，从证候分析，大柴胡汤证之急迫疼痛在心下，尤以胆囊炎患者最为明显，为胆腑热结所致，不同于阳明腑实；其二，从方药分析，方中用大黄、枳实之目的在于泄热，并非攻下燥屎；其三，从中西医结合临床实践来看，临床上用大柴胡汤治疗多种急性胆系疾病疗效显著。

我赞同导师梅国强先生的观点。

一是部位不是阳明，观仲景用大柴胡汤，腹证描述共三条："心下急""心中痞硬""按之心下满痛"，可见本方病位均不离"心下"。结合西医解剖学知识可知，肝、胆、胰三脏均可部分分布于以剑突下两肋弓夹角内区域，即是"心下"。

二是疼痛的性质是急迫疼痛，肝、胆、胰这些器官的疼痛多为痉挛性的，与阳明腑实证的腹满痛或绕脐疼痛不一样。而大柴胡汤中用芍药、大黄的目的，止痛是很重要的方面，观第 279 条"本太阳病，医反下之，因尔腹满时痛者，桂枝加芍药汤主之；大实痛者，桂枝加大黄汤主之"可知。芍药主要是止痛的，《神农本草经》谓："主邪气腹痛，除血痹，破坚积寒热疝瘕，止痛，利小便，益气。"《神农本草经》认为，芍药的主要功效是止腹痛，而止痛的机理是"除血痹，破坚积寒热疝瘕"。大实痛者加大黄，目的显然是为了加强止痛的作用，《神农本草经》谓："大黄，味苦寒，主下瘀血，血闭，寒热，破癥坚积聚，留饮宿食，荡涤肠胃，推陈致新，调中化食，安和五脏。"可见，大黄的主要功效有"主下瘀血，血闭，寒热，破癥坚积聚"，这样，和芍药"除血痹，破坚积寒热疝瘕"止痛的机理就一致了。另外，方中有枳实、白芍，此即"枳实芍药散"，可治腹挛痛，仲景原文治妇人"腹痛烦满不得卧"，其中枳实之治，又以心下为目标，枳术汤可证。可见，大柴胡汤有很好解痉镇痛作用，是很重要的止痛剂。

三是没有便秘，也不是阳明腑实的热结旁流。第 165 条对大便的描述是"下利"，显然不是阳明腑实证的便秘，当然也不是阳明腑实证的热结旁流，也就是说没有阳明燥热的特征，而是少阳湿热的特征。其大便为溏泻黏滞不爽，利下污浊臭秽，呈泥状或黏液状，用了大柴胡汤以后，大便会由原来的下利变得正常。

四是阳明病呕吐和部位在心下的硬满都是禁下的。如第 204 条"伤寒呕多，虽有阳明证，不可攻之"，第 205 条"阳明病，下心硬满者，不可攻之。攻之利遂不止者死，利止者愈"。而大柴胡汤证有"呕不止，心下急""心中痞硬""按之心下满痛"，显然，用大柴胡汤不是为了泻阳明的腑实。

五是用大黄可能有通下大便的作用，但这种用法只是假道阳明祛除少阳胆腑的热结而已，并不是为了泻阳明之腑实。《素问·阴阳应象大论》说："六经为川，肠胃为海。"是用川和海的关系来形容六经和肠胃的关系。《说文解字》："川，贯穿流水也；海，天池也，以纳百川。"《管子·度地》："水之出于他水，沟流于大水及海者，命曰川水。"人们常说"海纳百川""百川归海"，也就是所有的川都会归入海。在人体，六经与肠胃就是川与海的关系。张仲景在《伤寒论》阳明病篇的第184条所说的"阳明居中主土，万物所归，无所复传"，即源于此。也就是说六经的病邪及全身的有形邪气都有可能流到肠胃，或者说通过一定的方法促使全身的有形之邪流到肠胃，再通过泻下祛邪外出，达到治疗目的。大柴胡汤显然是这一种用法，与之相类似的还有大陷胸汤、桃核承气汤等。

（三）少阳

少阳的腑有足少阳胆和手少阳三焦，少阳的经脉则循人身之侧。少阳病当然会影响少阳的经和腑。

《灵枢·本输》认为："胆者，中精之腑。"认为胆内藏精气。《灵枢·四时气》提到"胆液"，《素问·咳论》和《灵枢·天年》都提到"胆汁"，提示胆中所藏的精气是液体，故后世有胆藏"精汁"之说。西医学认为，胆里面就是胆汁。胆汁味极苦，故在胆病时常出现口苦的症状。如《灵枢·邪气脏腑病形》之"胆病者，善太息，口苦，呕宿汁"，《灵枢·四时气》之"呕胆"病见"善呕，呕有苦……胆液泄，则口苦"，《素问·痿论》之"肝气热，则胆泄口苦"等。《伤寒论》第263条少阳病的提纲为"少阳之为病，口苦、咽干、目眩也"，将口苦放在第一位。

《素问·灵兰秘典论》说："肝者，将军之官，谋虑出焉；胆者，中正之官，决断出焉。"《素问·奇病论》说："夫肝者，中之将也，取决于胆。"《素问·六节藏象论》说："凡十一脏，取决于胆也。"可见，虽然所有的脏腑都主神志，都与神志有关，谋虑由肝所主，但有了多种谋略、考虑之后，最终做出决断的则是胆的功能。只有肝胆的功能正常和谐，谋虑、决断功能正常，人才能正常应对生活中所遇到的各种事务，心理过程才能正常。因此，人的勇怯就与胆有关。如《灵枢·论勇》中就有"勇士者……其肝大以坚，其胆满以傍，怒则气盛而胸张，肝举而胆横……怯士者……肝系缓，其胆淡满而纵……故不能久怒"。胆气虚，则会出现善恐和犹豫不决，如《素问·奇病论》在论胆瘅说"此人者，数谋虑而不决，故胆虚，气上逆而口为之苦。"《灵枢·邪气脏腑病形》在讨论胆病时也说"善太息……心下淡淡恐人将捕之"。《灵枢·四时气》讨论呕胆时也说"长太息，心中憺憺，恐人将捕之"。太息，就是长叹气，人们常说的长吁短叹，是人在遇到无力处理和把控的事情时犹豫不决的心情和抑郁的状态。《伤寒论》第 264 条的少阳中风误用吐下后的"悸而惊"，第 265 条的少阳误汗以后"烦而悸"，以及第 107 条柴胡加龙骨牡蛎汤证中的"胸满烦惊"等，都与误治伤及胆气有关。

反过来，胆气过盛则就表现为善怒，《素问·宣明五气》和《灵枢·九针论》中都提到了"胆为怒"，这和肝相似，肝气旺的人脾气大，胆大的人脾气也大。

少阳的腑还有手少阳三焦。

《素问·灵兰秘典论》说："三焦者，决渎之官，水道出焉。"

《灵枢·本输》说："三焦者，中渎之府也，水道出焉，属膀胱，是孤之腑也。"

《难经·三十一难》说："三焦者，水谷之道路，气之所终始也。"

《难经·六十六难》说："三焦者，原气之别使也，主通行三气，经历五脏六腑。"

由上可见，三焦的功能主要有两个方面：一是水液运行的通道，一是气运行的通道。少阳病的小柴胡汤证明显地影响了三焦的功能，如第 230 条说："阳明病，胁下硬满，不大便而呕，舌上白苔者，可与小柴胡汤，上焦得通，津液得下，胃气因和，身濈然汗出而解。"

少阳病对少阳经脉的影响也是常见的。如《伤寒论》第 263 条提纲证中的"咽干、目眩"；第 264 条"少阳中风，两耳无所闻，目赤，胸中满而烦"；第 265 条"伤寒脉弦细，头痛发热者，属少阳"，其头痛当是两侧的头痛；第 96 条的"胸胁苦满"等，都与少阳经脉循行的部位有关。

三、大柴胡汤证多的原因

（一）素食变肉食，胆的负担加重

人们常用"肝胆相照"来形容关系密切，就是因为人体的肝胆关系密切。不仅仅是挨得近，而且功能上的关系也密切。胆附于肝，互为表里，同主疏泄，五行属木，可以促进属土的脾胃消化功能，所谓"土得木而疏"，而且有病则容易影响脾胃，就是因为五行中的木是克土的，即《金匮要略》

第一篇所说的"见肝之病，知肝传脾"。西医学则更加明确地将肝胆划归消化系统，胆汁约 75% 是肝脏产生的，而脂肪类食物主要在胆汁的作用下消化吸收，高蛋白和高脂肪的食物能引起胆汁的大量分泌和排出，而碳水化合物类食物的作用较小。

这就和大柴胡汤证高发有关联了。我们以前吃五谷杂粮，以素食为主，胆的工作负担不重，现在肉食急剧增加，胆的工作负担增加的应该肯定不止一倍二倍，胆长期的处于超负荷的加班状态，我们的胆就被累垮了，胆病了那不就是和大柴胡汤证有关吗？

（二）运动减少，脂肪增加，胆的负担加重

现在的人们除了食物结构的急剧变化，还有一个显著的变化就是运动量的急剧减少，从体力劳动变成了脑力劳动，能量消耗急剧减少，大量的能量变成脂肪堆积体内，胆的负担也因此增加，如果身体变得脑满肠肥，到处冒油，肯定是胆已经不堪重负了。

（三）欲望增加，不能决断，影响胆的功能

现在的社会中，有的人缺乏道德、理想、情操，欲壑难填，没有正确的世界观、人生观和价值观，失去了中正的基石，也就失去了决断的基础。有的人没有安全感，整天处在犹豫不决的抑郁状态和惶惶不可终日的恐惧状态，即如《灵枢·邪气脏腑病形》在讨论胆病时所说的"善太息……心下淡淡恐人将捕之"，《灵枢·四时气》讨论呕胆时所说的"长太息，心中憺憺，恐人将捕之"。胆为中正之官，没有了中正的标准，也就没法决断了，人就易容处于抑郁和恐惧的状态，就容易表现为大柴胡汤证。

四、大柴胡汤证的病机特征

（一）逆

大柴胡汤证的第一个显著特征就是"逆"。

《灵枢·四时气》说："邪在胆，逆在胃。胆液泄则口苦，胃气逆则呕苦，故曰呕胆。"这就是大柴胡汤证的重要机理。凡是胆有病就会上逆，不仅是胆气上逆，而且肯定胃气也上逆。

《伤寒论》的第 263 条少阳病的提纲证就是"口苦、咽干、目眩"；第 264 条"少阳中风，两耳无所闻，目赤，胸中满而烦"；第 265 条"伤寒脉弦细，头痛发热者，属少阳"；第 96 条的"胸胁苦满"等，都是胆热上逆的结果，这些少阳病的共有证，也可以出现在大柴胡汤证中。

大柴胡汤中，"逆"的表现更加突出。《伤寒论》第 103 条对呕吐症状的描述是"呕不止"。"呕吐"代表的病机就是胆胃气逆，"呕不止"显然是为了强调上逆的程度。大柴胡汤用柴胡、黄芩清胆热，就是降胆逆；用半夏、生姜降胃逆，并且方中生姜用了五两，而治"心烦喜呕"的小柴胡汤中生姜也仅用了三两；同时用枳实、大黄泻胆实，降胆逆，当然也可降胃逆；现代研究认为，枳实、大黄也有促进胃肠蠕动的作用。

西医学诊断的胆汁反流性胃炎就具有大柴胡汤证"呕不止"的特征，就是大柴胡汤的适应证。而胆汁反流性胃炎重要的机理就是胃肠的"逆蠕动"，由是引申，凡是具有胃肠"逆蠕动"的疾病都可能是大柴胡汤的适应证，如胃大部切除后的倾倒综合征，也包括胃癌胃大部切除的倾倒综合征。大柴胡汤的清胆热、泻胆实、降胆逆是治疗胃肠逆蠕动的有效方法。

胃食管反流可以引起反流性哮喘，这种哮喘按照常规方法很难缓解，大多是大柴胡汤证。一是这种哮喘是因为反流引起的，反流就是"逆"；二是哮喘本身也是"逆"，即肺气上逆。如果再伴有大柴胡汤证的其他见症，则属大柴胡汤证无疑，胡希恕先生常用大柴胡汤合桂枝茯苓丸，值得参考。

诸如高血压、脑血管意外的中风、急性结膜炎、急性中耳炎、神经性耳聋等这些既有上逆特征，同时又有胆热结实特征的疾病，也是大柴胡汤证的适应证。

胆汁反流性胃炎常见食道梗阻，凡是梗阻性的疾病也可以考虑用大柴胡汤，如顽固性的咽部梗阻的梅核气、打呼噜等。

（二）浊

胆为中精之腑，也为清静之腑，热则生浊。

凡是满面油光、口臭喷人、大便溏泻不爽臭秽不堪、小便黄赤混浊、肥胖、高血压病、高脂血症、糖尿病、脂溢性皮肤病等，这些不清爽、秽浊的都可能是大柴胡汤证。

柴胡、黄芩之清胆热，枳实、芍药、大黄之泻热结；与半夏、生姜的配伍，又是辛开苦降的配伍。辛开之所以化湿，苦降之所以清热，热清湿化浊止，胆腑方能复归清静。浊，源于湿热，而更甚于湿热。

（三）实

大柴胡汤证的患者大多体质壮实，特别是上身肥胖，女性往往丰乳肥臀，乳腺增生胀痛，满面红光，声音洪亮，性情急躁，食欲旺盛，舌质红、苔黄厚腻，脉弦滑有力等。常见的疾病如肥胖、糖尿病、高血压病、高脂血症、高尿酸血症等，这些营养过剩类的人群属于大柴胡汤证的多。

大柴胡汤证还有一个重要的特征，就是腹诊是实证的表现，即腹肌充实有力，上腹部按之有抵抗，严重的有压痛。张仲景说"按之心下满痛者，此为实也，当下之，宜大柴胡汤"。在按压患者上腹部的时候注意观察患者的表情，患者往往会皱眉，甚至会叫痛。如胆囊炎、胆石症、胰腺炎、脂肪肝等，这一特征会很突出。如果患者腹肌松弛无力，就不是大柴胡汤证。

（四）痛

"心下急""心中痞硬""按之心下满痛"，是张仲景对大柴胡汤证的描述，结合起来，应该是心下急迫硬满疼痛，按之疼痛加重。凡是心下及其两侧拘急、硬满、疼痛，或按之疼痛者，要考虑大柴胡汤证。如果同时具备上述逆、浊、实的特征，即是大柴胡汤证；西医诊断的胆囊炎、胆石症、胰腺炎等具有心下拘急、硬满、疼痛，或按之疼痛的，就是大柴胡汤证。

五、特异性方证

（一）张仲景提供的"特异性方证"

[方证一] 呕吐严重，心下拘急硬满疼痛者，大柴胡汤主之。
【特异性方证构成要素】 严重呕吐、心下拘急，或硬满，或疼痛。

【原文】太阳病，过经十余日，反二三下之，后四五日，柴胡证仍在者，先与小柴胡汤；呕不止，心下急，郁郁微烦者，为未解也，与大柴胡汤下之则愈。(《伤寒论》103)

［方证二］呕吐伴有热性下利，心下拘急硬满疼痛者，大柴胡汤主之。

【特异性方证构成要素】呕吐伴热性下利、心下拘急，或硬满，或疼痛。

【原文】伤寒发热，汗出不解，心中痞硬，呕吐而下利者，大柴胡汤主之。(《伤寒论》165)

【与半夏泻心汤证的鉴别】半夏泻心汤证为呕、利、痞并见，与大柴胡汤证很相似。半夏泻心汤证的痞是按之濡，即不痛不硬，而大柴胡汤证是硬满疼痛；半夏泻心汤证的下利为寒利，大柴胡汤证的下利为热利；半夏泻心汤证为寒热错杂，虚寒互见，大柴胡汤证为纯热无寒，纯实无虚。

［方证三］里热实证有少阳病特征者，大柴胡汤主之。

【特异性方证构成要素】里热实证、少阳病特征。

【原文】伤寒十余日，热结在里，复往来寒热者，与大柴胡汤……(《伤寒论》136)

【讲解】里热实证如发热、便秘、腹部胀满疼痛等；少阳病的特征如往来寒热、胸胁苦满、心烦喜呕等。如阳明腑实伴少阳病的特征也是大柴胡汤证。只是大柴胡汤证不仅仅限于阳明腑实兼少阳病的表现。

（二）拓展的"特异性方证"

1. 胆汁反流性胃炎，心下拘急或硬满疼痛者，大柴胡汤主之。

2. 反流性哮喘，心下拘急或硬满疼痛者，大柴胡汤主之。

3. 胆囊炎、胆石症、胰腺炎，心下拘急或硬满疼痛者，大柴胡汤主之。

4. 代谢综合征如肥胖、血脂高、血糖高、尿酸高、血压高等，伴有心下拘急或硬满疼痛者，大柴胡汤主之。

5. 凡具有逆、浊、实、痛特征者，大柴胡汤主之。

六、加减运用经验

【大柴胡加石膏汤】高热，口干甚，舌苔黄燥，大便干者。

【大柴胡加芒硝汤】高热，潮热，谵语，便秘，口干甚，舌苔黄燥者。

【大柴胡汤合葛根汤】哮喘，便秘，口干，心下按之满痛，舌苔黄燥者。

【大柴胡汤合桃核承气汤】有瘀血，同时有少腹急结，其人如狂，便秘者，如心脑血管疾病、脑震荡头痛等。

【大柴胡汤合桂枝茯苓丸】有瘀血、癥积，大便不秘，没有谵语发狂等神志症状者，如心脑血管疾病、脑震荡头痛等，血压高的可加石膏。

【大柴胡汤合丹皮汤】阑尾炎、胆囊炎，胆囊炎、胰腺炎的急性期，疼痛严重，心下或胸胁硬满疼痛。

【大柴胡合茵陈蒿汤】主要用于黄疸，如黄疸型急性传染性肝炎等。

第十一节　柴胡桂枝干姜汤

【特异性方证】往来寒热、胸胁满、微结、心烦，与小便不利、渴而不呕、但头汗出并见者，柴胡桂枝干姜汤主之。

一、原文

［方证］伤寒五六日，已发汗而复下之，胸胁满，微结，小便不利，渴而不呕，但头汗出，往来寒热，心烦者，此为未解也，柴胡桂枝干姜汤主之。（《伤寒论》147）

柴胡桂枝干姜汤方

柴胡半斤　桂枝三两（去皮）　干姜二两　栝楼根四两　黄芩三两
牡蛎二两（熬）　甘草二两（炙）

上七味，以水一斗二升，煮取六升，去滓，再煎取三升，温服一升，日三服。初服微烦，复服汗出便愈。

二、难点

柴胡桂枝干姜汤证的临床表现中，胸胁满、往来寒热、心烦，这是小柴胡汤证的基本表现，没有疑问。

1. 小便不利、渴、但头汗出，这一组表现可以是津液损伤导致的，也可以是气机不畅，津液输布障碍导致的，究竟是何机理，存在争议。

2. 微结，所指为何，难以确定。

三、难点解析

（一）"微结"

微是程度副词，理解没有困难，指程度轻微。

一种是"胸胁满微结"连读，指胸胁满的程度较轻，比较对象应该是第96条的小柴胡汤证的"胸胁苦满"，即柴胡桂枝干姜汤证的胸胁满比小柴胡汤证的胸胁满要轻。

一种是"微结"独立，指病邪结于体内。如果小便不利、渴、但头汗出，这一组表现是津液损伤导致的，则可能是指燥屎内结，即其症状可以有大便秘结，因为是"微结"，则大便秘结的程度不重，也因为如此，有人认为"微结"就是下一条，即第148条所述的"阳微结"，是第147条的柴胡桂枝干姜汤证的原文中掉了一个"阳"字。如果小便不利、渴、但头汗出，这一组表现是气机不畅、津液输布障碍导致的，则可能是指水饮内结，同样，因为是"微结"，则水饮的程度也不重。

（二）"小便不利、渴、但头汗出"的形成机理

《伤寒论》第111条：太阳病中风，以火劫发汗，邪风被火热，血气流溢，失其常度。两阳相熏灼，其身发黄，阳盛则欲衄，阴虚小便难，阴阳俱虚竭，身体则枯燥。但头汗出，剂颈而还，腹满微喘，口干咽烂，或不大便。久则谵语，甚者至哕，手足躁扰，捻衣摸底，小便利者，其人可治。

第 134 条：太阳病，脉浮而动数，浮则为风，数则为热，动则为痛，数则为虚。头痛发热，微盗汗出，而反恶寒者，表未解也。医反下之，动数变迟，膈内拒痛，胃中空虚，客气动膈，短气躁烦，心中懊憹，阳气内陷，心下因硬，则为结胸，大陷胸汤主之。若不结胸，但头汗出，余处无汗，剂颈而还，小便不利，身必发黄。

第 136 条：伤寒十余日，热结在里，复往来寒热者，与大柴胡汤；但结胸，无大热者，此为水结在胸胁也，但头微汗出者，大陷胸汤主之。

第 148 条：伤寒五六日，头汗出、微恶寒、手足冷、心下满、口不欲食、大便硬、脉细者，此为阳微结，必有表，复有里也；脉沉亦在里也，汗出为阳微。假令纯阴结，不得复有外证，悉入在里，此为半在里半在外也；脉虽沉紧，不得为少阴病，所以然者，阴不得有汗，今头汗出，故知非少阴也。可与小柴胡汤，设不了了者，得屎而解。

第 226 条：阳明病下之，其外有热，手足温，不结胸，心中懊憹，饥不能食，但头汗出者，栀子豉汤主之。

第 236 条：阳明病，发热汗出者，此为热越，不能发黄也；但头汗出，身无汗，剂颈而还，小便不利，渴引水浆者，此为瘀热在里，身必发黄，茵陈蒿汤主之。

1. 但头汗出

在以上这些原文中，都有"但头汗出"，因为津液损伤不能全身汗出而只能"但头汗出"的，只有第 111 条的火逆变证，其他的原文都不可能是津液损伤。第 134 条和第 236 条是湿热黄疸，第 136 条是水热互结的大陷胸汤证，第 148 条是用小柴胡汤治疗的阳微结，第 226 条是热扰胸膈的栀子豉汤证，都不是津液损伤。显然，柴胡桂枝干姜汤证的"但头汗出"不可能与火逆变证等同，应该不是津伤的结果，而可能是气机不畅，津液被阻滞，不能畅达全身的结果。

2. "小便不利""渴""但头汗出"同见

"小便不利""渴""但头汗出"同时出现的条文有第 111 条的火逆变证和第 236 条的湿热黄疸。火逆变证是津液损伤，这毫无疑问；而湿热黄疸的茵陈蒿汤证则是湿热阻滞气机，导致津液输布异常。显然，柴胡桂枝干姜汤证的"小便不利""渴""但头汗出"的形成机理不可能与火逆变证等同。如果排除了津液损伤的可能，则只可能是气机不畅，津液的输布障碍。

3."小便不利""渴"并见

"小便不利""渴"并见的方证也不少。

第 71 条：若脉浮，小便不利，微热消渴者，五苓散主之。

第 223 条：若脉浮发热，渴欲饮水，小便不利者，猪苓汤主之。

第 224 条：阳明病，汗出多而渴者，不可与猪苓汤，以汗多胃中燥，猪苓汤复利其小便故也。

《金匮要略·消渴小便不利淋病脉证并治》第 10 条：小便不利者，有水气，其人苦渴，栝楼瞿麦丸主之。

五苓散证的病机是气化不利，津液输布障碍，小便不利是气不化水，渴是津不上承。

猪苓汤证的病机是阴虚水热互结，构成要素有阴虚、热、水。从组方分析，以利水药为主。二苓、泽泻是利水的基本药物；滑石甘寒，清热利水，即在利水的同时有清热作用，显然，清热的作用不是很强大，也就是热不太重；阿胶以养血为主，属于养血滋阴，重点不在滋阴生津。可见，水是重点，小便不利和渴都以水停津不上承为主，虽然可以有阴虚的因素，但不是重点。

第 224 条是阳明病热盛汗多津伤，从"不可与猪苓汤，以汗多胃中燥，猪苓汤复利其小便故也"理解，应该有小便不利，否则就不会强调不能用猪苓汤利小便的问题。如果有小便不利，就是口渴与小便不利同见，其形成机理为热盛津伤无疑，治疗应该用白虎加人参汤再加养阴生津药。柴胡桂枝干姜汤证明显与此不同。

《金匮要略》中的栝楼瞿麦丸明确提出"有水气"，显然，小便不利与渴都是"有水气"的结果，治疗当然以利水为主，方中的栝楼根虽然可以清热生津止渴，但同时也是利水药，第 395 条"大病瘥后，从腰以下有水气，牡蛎泽泻散主之"只强调了有水气，并没有强调有口渴，但方中也用了栝楼根，显然，栝楼根有利水的作用，特别是和牡蛎同用，有较强的利水作用。

（三）方剂分析

先看方名，柴胡桂枝干姜汤。方名中的三味药当然是最重要的。

柴胡的意义是这是少阳病，这是小柴胡汤的加减方。

桂枝，辛甘温，现在认为功效有三：解肌祛风，温通心阳，平冲降逆。《神农本草经》记载其有"补中益气"的功效。桂枝的作用部位在心脾，温通心阳和平冲降逆都以桂枝的温通作用为基础，温通心阳就是增强心阳的气化功能，心阳本身可以镇摄寒水，同时心阳还可以温暖肾阳，帮助肾阳温化寒水，以维持水液代谢的正常。心阳虚除了可以影响心脏本身的功能，出现心悸等症状外，还经常出现水气泛滥的症状，利水的方大多有桂枝，如五苓散、苓桂术甘汤、苓桂甘枣汤、茯苓甘草汤等。桂枝还有补中益气的功能，作用部位在脾，桂枝汤的功效就是补脾胃以祛除寒邪，以补脾胃为主的小建中汤就是桂枝汤的变方。而脾有运化功能，其运化水湿的功能是人体水液代谢的基础，脾虚就会生湿，《黄帝内经》甚至认为"诸湿肿满，皆属于脾"，补脾本身就有利湿的作用。桂枝温通心阳的作用和补中益气的作用都和利水有关，说桂枝是利水药并不为过。

干姜，辛热，功能温中散寒，回阳救逆，温肺化饮。

干姜的辛热可以加强附子的温肾回阳作用，在阳衰阴盛，甚至阳虚欲脱的时候常同用，如四逆汤之类。温中散寒是干姜最重要的功能，用于脾阳虚弱，寒湿阻滞中焦，如理中汤；干姜也是温化寒饮的主药，如小青龙汤、甘草干姜汤之类。用干姜也与寒湿和寒饮有关。

甘草，甘平偏温，首先可以益气健脾；和桂枝配伍，即是桂枝甘草汤，可以温通心阳；和干姜配伍，即是甘草干姜汤，治疗虚寒肺痿的多涎唾，即可以温肺化饮。甘草的作用也与水饮有关。

栝楼根，即天花粉，甘、微苦，微寒，现在认为其功能有清热泻火，生津止渴，消肿排脓等。其清热生津止渴的功效用得最多，第96条小柴胡汤证或渴的时候就是去半夏，加人参合前成四两半，栝楼根四两，显然是清热生津止渴；但《伤寒论》中也用来利水，前已述及牡蛎泽泻散即是其例。

牡蛎，咸，微寒。功能滋阴潜阳，重镇安神，软坚散结，收敛固涩，制酸止痛。除了上述功能，《伤寒论》中也用来利水，前已述及牡蛎泽泻散即是其例，特别是和栝楼根同用，有较强的利水作用，这是张仲景的用法。

从方剂组成分析，柴胡桂枝干姜汤治水饮的作用明确，养阴生津的作用不是主要的。如果"小便不利、渴、但头汗出"是津液损伤，化源不足所致，则仅用栝楼根来养阴生津，药力明显不够，更何况还用了辛温的桂枝、辛热的干姜，都有伤津的可能，于理不合。

再则，手少阳之腑为三焦。《黄帝内经》认为"三焦者，决渎之官，水道出焉"。少阳病当然会影响三焦的功能，三焦水道不通畅，水液代谢障碍，就会产生水饮。三焦功能障碍，水道不畅，水饮泛滥，是少阳病的基本病变，小柴胡汤证有呕，虽然有"邪在胆，逆在胃"的机理，但也有水饮犯胃的机理，小柴胡汤的止呕，一方面用柴胡、黄芩，清胆热，使胆不犯胃；一方面用半夏、生姜，温化痰饮，降逆止呕。其或然证中有心下悸、小便不利，去黄芩，加茯苓；咳，去人参、大枣、生姜，加五味子、干姜，都与水饮有关。第230条明确指出，用小柴胡汤以后"上焦得通，津液得下，胃气因和，身濈然汗出而解"。少阳病，三焦水道不通畅，津液不能畅达全身，出现小便不利、渴、但头汗出，也就并无费解之处。

（四）结论

通过以上分析，可以认为，柴胡桂枝干姜汤证的病机应该是少阳病兼有水饮。往来寒热、胸胁满微结、烦，是少阳病的基本表现；小便不利、渴、但头汗出，是三焦阻隔，水道不畅，津液输布障碍的表现。至于"微结"是和"胸胁满"连读还是独立，都不影响对病机的理解，已经不是重要的问题。

柴胡桂枝干姜汤证的特异性方证构成，也是这两组表现。

四、特异性方证

［方证］往来寒热、胸胁满、微结、心烦，与小便不利、渴而不呕、但头汗出并见者，柴胡桂枝干姜汤主之。

【特异性方证构成要素】往来寒热、胸胁满、微结、心烦、小便不利、渴而不呕、但头汗出。

【讲解】往来寒热、胸胁满、微结、心烦，是少阳病的基本表现；小便不利、渴而不呕、但头汗出，是水饮内停的特征。这两组表现并见就是柴胡桂枝干姜汤的适应证。

第十二节 黄连阿胶汤

【特异性方证】心中烦，不得卧，舌质红苔薄黄而干，脉细数有力者，黄连阿胶汤主之。

一、原文

少阴病，得之二三日以上，心中烦，不得卧，黄连阿胶汤主之。（《伤寒论》303）

黄连四两　黄芩二两　芍药二两　鸡子黄二枚　阿胶三两（一云三挺）

上五味，以水六升，先煮三物，取二升，去滓，内胶烊尽，小冷，内鸡子黄，搅令相得，温服七合，日三服。

二、讲解

（一）病机

从方分析，其病机应为心火亢盛，心血亏虚，兼肾阴不足。

从方名"黄连阿胶汤"来看，黄连和阿胶是方中的主药。黄连在阿胶之前，则说明黄连的作用最重要。方中药物的用量和方名的顺序相同，黄连四两，用量最大；阿胶次之，为三两。

黄连大苦大寒，主入心经，主要功效是清热泻火除烦，主要适应证是心火亢盛导致的心烦不宁；黄芩也是苦寒清热泻火的主药，虽然主入肺经，药力也不及黄连，但和黄连同用，则属于君臣配伍关系，可以增加黄连清热泻火除烦的功效，对于心火亢盛的重证经常同用，相似的例子还有大黄黄连泻心汤。显然，用黄连和黄芩的苦寒直折，泻的是实火，不是虚火。

阿胶甘平，入肺、肝、肾经，补血滋阴润燥；芍药酸苦微寒，入肝、脾经，补血敛阴，泻热和营，可增强阿胶的补血滋阴功能；鸡子黄性味甘平，入心、肾、脾经，功能补血润燥，滋阴息风。这三味药的功能以补血为主，补血属于广义的滋阴范围，不是真正的滋阴。补血也可以属于滋阴，这是因为血是有形的物质，和无形的功能相对而言，有形属阴，所以补血可以属于滋阴的范围。在中医的具体证候分类中，除了有阴虚证，还有血虚证；在中医的治法分类中，有滋阴法，还有补血法；在中药分类中，有滋阴药，还有补血药；在方剂分类中，和中药分类相同，有滋阴方，还有补血方。虽然补血和滋阴的药物、方剂有时会重叠，但区分还是明显的，比如补血药首选的是阿胶，滋阴药首选的应该是生地黄；补血的方首选的是四物汤，滋阴方首选的应该是六味地黄丸（这是肾阴虚的主方，不同脏腑的阴虚还有针对性的方）。可见黄连阿胶汤证以心血虚为主，兼有肾阴虚。

从以上分析可见，黄连阿胶汤证的病机是虚实并存的。虚为心血虚和肾阴虚；实为心火亢盛，心火是实火，不是因为阴虚而产生的虚火。

（二）主证

原文中提到的主证只有"心中烦，不得卧"，根据以方测证，应该还有心悸、咽干口燥、尿黄便秘，或口舌生疮，或各种出血，或见动风，或见皮肤瘙痒粗糙脱屑等。

1. 舌象

典型的舌象为舌质红、苔薄黄而干，或伴有舌体的糜烂、破溃、裂纹。

如果舌质红少苔，或呈草莓舌，或呈镜面舌，或花剥舌等，是阴虚加重，不是黄连阿胶汤证的典型舌象。

曹仁伯治疗阴虚舌苔花剥，即以本方去黄芩加大生地（《增评柳选四家医案·曹仁伯医案》），即减少苦寒泻火药，加重滋阴药，已属黄连阿胶汤的变方，而非原方。

2. 脉象

脉细数。

脉象有力，不沉。

三、临床运用

（一）失眠

这是黄连阿胶汤的主要适应证，广泛用于治疗失眠。但并不是所有的失眠都是黄连阿胶汤证的适应证，适合用黄连阿胶汤治疗的是心火亢盛，心血不足，兼肾阴虚损所致的心烦失眠。

（二）阴虚动风

在有黄连阿胶汤证的主证——心中烦、不得眠的同时，伴有阴虚动风之象，如抽搐、震颤等，可用黄连阿胶汤加生牡蛎、鳖甲等，即仿大小定风珠之意。

（三）心悸

即在有黄连阿胶汤证的主证和病机的同时，伴有心悸，如西医学中的心律失常、神经官能症等。心动过速加苦参、郁金。

（四）便血

即在有黄连阿胶汤证的主证和病机的同时，伴有便血，可加生地榆、炒槐花，或加生地黄 30g。

仲景原文并没有提到出血，但从他的用药规律分析，本方是可以用于各种出血的，如黄芩和阿胶同用治疗便血，如黄土汤；黄连和黄芩并用治疗吐血、衄血，如泻心汤。

《汤液经》中的"小朱鸟汤"组成和本方一致，主治"天行热病，心气不足，内生烦热，坐卧不安，时时下利纯血如鸡鸭肝者"。

后世将本方用于治疗各种血证。

《张氏医通》："治热伤阴血便红。"

《伤寒论今释》："淋沥症小便热如汤，茎中掀痛而血多者。"

（五）阴虚型痢疾

在有黄连阿胶汤证的主证和病机的同时，伴见下痢赤多白少、色紫暗、腹痛、里急后重、心烦口渴等痢疾的特征，可用本方为主治疗。本方所治疗的痢疾为赤痢，与上述便血的机理相近，可用本方加白头翁、秦皮。

腹痛下利急迫者可酌加甘草，即黄芩汤与芍药甘草汤之意。

吴鞠通在《温病条辨》卷二就有"春温内陷下痢""加减黄连阿胶汤主之"的记载。

《类聚方广义》："治诸失血，心悸身热，腹痛微利，身体困惫，面无血色或面热潮红。"

《医宗必读》："治湿毒下利脓血，少阴烦躁不得卧。"

（六）青春期子宫出血

有黄连阿胶汤证的主证和病机的青春期子宫出血，可用本方治疗。

（七）焦虑症

在有黄连阿胶汤证的主证和病机的同时伴有焦虑，可用本方治疗。

（八）萎缩性舌炎

在有黄连阿胶汤证的主证和病机的同时，伴有西医诊断的萎缩性舌炎，可用本方治疗。

（九）口疮

有人将本方用于治疗重型口疮，或复发性口疮，前提也是有黄连阿胶汤证的主证和病机。

（十）更年期综合征

有黄连阿胶汤证的主证和病机的更年期综合征。

（十一）产后发热、失眠、怔忡

产后发热、失眠、怔忡符合黄连阿胶汤证的主证和病机者可使用本方。

（十二）慢性细菌性前列腺炎

慢性细菌性前列腺炎有黄连阿胶汤证的主证和病机者，可用本方加通草、滑石，或加苦参、瞿麦等。

（十三）血管性头痛

有黄连阿胶汤证的主证和病机者，可用本方加生龙骨、生牡蛎、川芎、生地黄等。

（十四）阴虚热盛型糖尿病

糖尿病有黄连阿胶汤证的主证和病机者，可用本方加苍术、玄参。

（十五）失语

有人用本方治疗有黄连阿胶汤证的主证和病机的失语获效。

（十六）皮肤粗糙伴脱屑

大塚敬节的《汉方诊疗三十年》载："妇女颜面患皮肤病，此方有良效。约30年前，余妻子为顽固皮肤病而苦恼。其疹稍圆，从两颊中心向外扩展，瘙痒，略赤而干燥，可见小落屑。受强风吹或日光晒，色更赤，瘙痒加剧。投与大柴胡汤加石膏、大黄牡丹皮汤加薏苡仁、桂枝茯苓丸、黄连解毒丸等，治疗百余日均不愈，反而病情恶化。因此，经仔细考虑，阿胶、芍药润皮肤之干燥，黄连、黄芩解赤热，故与黄连阿胶汤。用一服赤色消退，一周后痒止，约一个月痊愈。发疹主要见于颜面，隆起低而不甚显著，以指抚摸，稍稍粗糙。略带赤色而干燥，很少作痒。以有米糠状落屑、受风吹或日晒即恶化为目标，其后治愈数例妇女皮肤病。"

四、类证鉴别

（一）栀子豉汤证

发汗、吐下后，虚烦不得眠，若剧者，必反复颠倒，心中懊憹，栀子豉汤主之；若少气者，栀子甘草豉汤主之；若呕者，栀子生姜豉汤主之。（76）

栀子豉汤证乃无形邪热扰于胸膈，没有心血虚和肾阴虚，舌象为舌质红苔黄白，或薄腻微黄，脉象数而不细。

（二）猪苓汤证

少阴病，下利六七日，咳而呕渴，心烦不得眠者，猪苓汤主之。（319）

猪苓汤证为阴虚而水热互结，在心烦不得眠的同时兼有水气，当伴有水肿、咳而呕渴、下利、小便不利等。

（三）酸枣仁汤证

虚劳虚烦不得眠，酸枣仁汤主之。（《金匮要略·血痹虚劳病脉证并治》17）

酸枣仁二升　甘草一两　知母二两　茯苓二两　川芎二两

上五味，以水八升，煮酸枣仁得六升，内诸药，煮取三升，分温三服。

功能养血安神，清热除烦。主治肝血不足，虚热内扰证。除虚烦失眠外，应该还有胸胁不舒或疼痛、眼睛干涩、视物模糊、头目眩晕、心悸不安、咽干口燥、舌质红苔少或无苔、脉弦细数。因为其为阴虚血虚导致的相对阳亢，为虚热，故不会有黄苔，一般不会出现出血的表现，脉是无力的。

五、特异性方证

［方证］心中烦，不得卧，舌质红，苔薄黄而干，脉细数有力者，

黄连阿胶汤主之。

【**特异性方证构成要素**】心烦失眠、舌质红苔薄黄而干、脉细数有力。

【**讲解**】上述临床运用都是在此基础上的兼夹证，也就是说黄连阿胶汤证可以见于多种疾病，但是无论什么疾病要用黄连阿胶汤，必须有黄连阿胶汤证的特异性方证构成要素。

第十三节 真武汤

【**特异性方证**】

1. 少阴病，二三日不已，至四五日，腹痛，小便不利，四肢沉重疼痛，自下利者，此为有水气。其人或咳，或小便利，或下利，或呕者，真武汤主之。(《伤寒论》316)

2. 太阳病发汗，汗出不解，其人仍发热，心下悸，头眩，身𥆧动，振振欲擗地者，真武汤主之。(《伤寒论》82)

3. 肾阳虚衰的水肿，真武汤主之。

4. 身体疼痛伴阳虚水泛者，真武汤主之。

5. 腹痛伴阳虚水泛者，真武汤主之。

6. 腹泻伴阳虚水泛者，真武汤主之。

7. 眩晕有阳虚水泛者，真武汤主之。

8. 运动失调而有阳虚水泛者，真武汤主之。

9. 心悸有阳虚水泛者，真武汤主之。

10. 心衰表现为阳虚水泛者，真武汤主之。

11. 高血压表现为阳虚水泛者，真武汤主之。

12. 胃切除术后倾倒综合征有畏寒肢冷，舌质淡苔白，脉虚无力，周身疲乏，贫血，经常晕倒者，真武汤主之。

13. 虚寒性的渗出性疾病，真武汤主之。

一、原文

少阴病，二三日不已，至四五日，腹痛，小便不利，四肢沉重疼痛，自下利者，此为有水气。其人或咳，或小便利，或下利，或呕者，真武汤主之。(《伤寒论》316)

太阳病发汗，汗出不解，其人仍发热，心下悸，头眩，身𥆧动，振振欲擗地者，真武汤主之。(《伤寒论》82)

真武汤方

茯苓三两　芍药三两　生姜三两（切）　白术二两　附子一枚（炮，去皮，破八片）

上五味，以水八升，煮取三升，去滓，温服七合，日三服。

若咳者，加五味半升，细辛、干姜各一两；若小便利者，去茯苓；若下利者，去芍药，加干姜二两；若呕者，去附子，加生姜足前成半斤。

二、讲解

此两条原文论述肾阳虚衰、水气泛滥的证治。

第82条乃太阳误治而伤及少阴，第316条乃少阴自病，两者的病机都是阳虚水泛。

在历版教材中，第82条都被作为太阳病的变证，显然，真武汤证是典型的少阴病，应该放在少阴病篇。

少阴病二三日不已，至四五日，邪气深入，肾阳虚衰，寒气凝滞，水气不化，泛滥全身。由于肾阳虚衰，虚阳外越，故见发热。由于肾阳虚衰，气化不利，则致小便不利（常伴见水肿）。水气不化而泛滥，浸渍于胃肠则见腹痛、自下利；浸渍于肢体则见四肢沉重疼痛；浸渍于筋脉，则见身𥆧动，振振欲擗地；水气上泛凌心则可见心下悸；上泛清窍则见头眩。以上是对主证的讲解。

肾阳虚衰，肾失封藏，不能固摄津液，则小便利；水饮犯肺，则咳；水饮犯胃，则呕；水气浸渍大肠，则下利（甚）。以上是对或然证的讲解。

（一）病机

1. 水肿

中医的水肿有在肺、在脾、在肾、在三焦、在膀胱的不同，在肾的水肿又分为阴虚和阳虚，猪苓汤证就是肾阴虚的水肿，真武汤证则是肾阳虚的水肿。

西医的水肿也分成很多种，如心性水肿、肾性水肿、肝性水肿等，但无论是什么水肿，凡是在水肿的同时有阳虚的表现者，应该就是真武汤的适应证。从《伤寒论》所描述的真武汤证的表现来看，与西医的慢性充血性心力衰竭的表现最为相近。中医认为，水气的泛滥是因为肾阳虚衰，不能主水。西医认为，充血性心力衰竭时，血液循环障碍，一方面是全身各组织器官得不到充足的血氧供应，表现为功能减退的虚弱状态；一方面是血液淤积在体内，血管内的压力升高，水分向血管外渗透，导致各种水肿。如左心功能衰竭肺循环障碍导致肺淤血肺水肿；右心功能衰竭体循环障碍导致全身的各种水肿，下垂性皮下水肿，就是右心衰竭的典型体征，心包积液见于严重而持久的右心衰竭病例；全心功能衰竭则使各种水肿加重，腹水则见于慢性右心衰竭或全心衰竭的晚期患者，胸腔积液多出现于全心衰竭的患者。心衰导致肾衰，会出现肾性水肿而使水肿加重；心衰会导致心源性肝硬化，肝功能损害，血浆蛋白降低而使水肿加重；心衰会使胃肠道淤血致消化功能减退，营养不良，也会加重水肿等。

充血性心力衰竭，是各种心脏病发展到严重阶段的临床综合征。显然，西医所说的充血性心力衰竭，是疾病的严重阶段，是疾病晚期，是虚衰性疾病。

真武汤证是少阴病。《伤寒论》中少阴病的提纲是"少阴之为病，脉微细，但欲寐也"。所以，我给少阴病的定义是：少阴病是伤寒过程中表现为全身性虚衰的阶段。

真武汤证的基本临床表现有水肿、小便不利、心下悸、或咳，这是充血性心力衰竭肺水肿的基本表现。原文中没有明确提到水肿，但根据原文中"小便不利，此为有水气"分析是应该有的；真武汤用于治疗水肿也是肯定的。腹痛、自下利、或呕，是充血性心力衰竭时肠胃道长期淤血的表现，肝淤血也可以出现这些表现。或小便利，是肾脏淤血引起肾功能减退的早期，可有代偿性的多尿，或夜尿增多。四肢沉重疼痛、头眩、身瞤动、振振欲擗地等，是充血性心力衰竭时，组织器官血氧供应不足而呈现的虚弱状态，当然也与组织间隙的水肿有关。如果四肢疲乏无力，下肢不足以支撑体重时，就可以出现身体颤抖摇晃欲倒地的表现。头眩是脑血氧供应不足的表现，也可能与脑水肿的存在有关。

2. 发热

真武汤证的原文明确提到"太阳病发汗，汗出不解，其人仍发热"，就是说，真武汤证是可以有发热的。

关于真武汤证发热的性质有不同见解。

隋代巢元方的《诸病源候论》认为，此证是"内有虚热则渴，渴欲饮水，水气乘心，必振寒而心下悸也"。

元代《世医得效方》认为真武汤"治伤寒数日以后，发热腹痛，头目昏沉，四肢疼痛，大便自利，小便或利或涩，或呕或咳宜服之。已经汗下解，仍发汗者，心下悸，头眩晕，身瞤动，振振欲擗地者，此由渴后饮水，停留中脘所致"。

清代喻嘉言则认为此证是"汗虽出而热不退，则邪未尽而正已大伤。况里虚为悸，上虚为眩"，"振振欲擗地"五字，形容"亡阳之状如绘"。

清之《医宗金鉴》亦认为大汗出，仍发热不解者，"阳亡于外也"。

喻氏和《医宗金鉴》认为此证是大汗亡阳。

也有人认为，根据第82条原文，真武汤证的"其人仍发热"是外感病发热。大塚氏治一老年感冒患者，体温39℃，用真武汤治疗，他引盐田氏说："疫病，大热、大谵语、大头痛、大恶寒等症状，严重而痛苦得不知如何是好的患者，不应给大承气汤、白虎汤攻之。医治的妙处，死生之分就在于此。"

少阴病的发热，除了真武汤证，还有麻黄细辛附子汤证、干姜附子汤证和通脉四逆汤证。麻黄细辛附子汤证因为用了麻黄，加上细辛也有解表散寒的作用，其发热的性质是表证，应该没有争议；干姜附子汤证是汗而复下，导致肾阳急虚，在昼日烦躁不得眠的同时有身无大热，脉沉微，方中附子干姜同用，意在急救回阳，则其热当为虚阳外越之假热，只是虚阳外越程度没有通脉四逆汤重，其热也不重，脉沉微，也不是通脉四逆汤证的脉微欲绝；通脉四逆汤证是四逆汤证阳气虚衰的基础上阳气欲脱，虚阳外越，在阴寒内盛的同时有身反不恶寒，其人面色赤的外假热，只是程度比干姜附子汤证重；真武汤证的主药也是附子，其发热也应该是虚阳外越的假热。

真武汤证的发热，可以表现为微热，也可以是高热；也有的患者自觉发热很重，但体温并不高；也有的人体温高，但自己并不感觉发热。

确定真武汤证发热的要素是，在发热的同时，有其他虚寒的表现，或者有阳虚水停的表现，脉可以是数而无力的，甚至是微弱的。

通脉四逆汤证是在发热的同时有虚阳欲脱的表现，即下利清谷，手足逆冷，脉微欲绝；真武汤证是在发热的同时有阳虚的表现，或者有阳虚水停的表现，但没有虚阳欲脱的表现。也可以这么理解，通脉四逆汤证是休克的表现，真武汤证是慢性心衰的表现。

无论主证，还是或然证，其病机都是肾阳虚衰，水气泛滥。治宜温阳化气行水，方用真武汤。炮附子温肾壮阳，使水有所主；白术健脾燥湿制水；茯苓淡渗利水宁心；生姜宣散水气；芍药利小便，敛阴和营，防温燥太过。

（二）用药

真武汤中的芍药，不仅仅是为了防止温燥太过，更重要的是有利小便的作用。《神农本草经》记载："芍药，味苦平，主邪气腹痛，除血痹，破坚积寒热，疝瘕，止痛，利小便，益气。"《名医别录》补充云："味酸平，微寒，有小毒，主通顺血脉，缓中，散恶血，逐贼血，去水气，利膀胱大小肠，消痈肿，时行寒热，中恶腹痛，腰痛。"

芍药六朝以后始分为赤白两种。

方中附子和茯苓、白术配伍，有较强的利水作用，对心性水肿和肾性水肿都有良好效果。

白术有明显而持久的利水作用，可增加水钠的排出；茯苓煎剂的利尿作用不明显，但和白术有协同作用。

真武汤有肯定的强心作用，其强心作用除了与附子有密切的关系以外，实验还发现，赤芍有增强心脏收缩力的有效成分。赤芍与附子的配伍，可能是强心的配伍方法。

另外，有研究认为，附子可增加肾小球的有效循环血量；茯苓等利水药可抑制肾小管的重吸收。

张仲景用姜附的规律是，生附子配干姜回阳救逆，用于亡阳虚脱之证；炮附子配生姜温阳散水，用于阳虚水泛之证。

加减方法：若咳者，乃水寒犯肺，当加五味子以收敛肺气，细辛、干姜以化寒饮；若下利者，乃阴盛阳衰，故去苦泄之芍药，加温里之干姜。

另外，其余两个加减法，有其不当之处。一为若小便利者，去茯苓；一为若呕者，去附子，加生姜。前者小便利，若其他水气泛滥的证候仍在，则不必去茯苓，因为小便不利和小便利，甚或小便频多、失禁，都是气化失司，肾不主水的表现。肾不主水，津液该出者不能出，则表现为小便不利；而肾不主水，津液该藏者不能藏，则表现为小便利或失禁，对此都应以恢复肾的气化功能为主，而茯苓与附子的配伍，正是温肾壮阳化气的配伍，故茯苓不应去。后者之呕，乃肾不主水、水气泛滥、水渍于胃的表现，加生姜温胃化饮，降逆止呕即可，不应去附子，若去附子则是去掉了真武汤的主药，实属舍本求末。

三、类证鉴别

根据第 82 条所述与苓桂术甘汤证的"心下逆满，气上冲胸，起则头眩"等临床表现，皆属高血压病常见症状，因此，真武汤可用于阳虚水泛而表现为高血压者，苓桂术甘汤可治水饮上泛致眩晕而为高血压者。由此可见，西医诊断的高血压并不等同于中医的肝阳上亢，中医的眩晕也并不仅是肝阳上亢，皆当辨证以论治之。

真武汤证与五苓散证都有小便不利，前者乃少阴水脏主水无力；后者乃水腑膀胱气化不利。

真武汤证与苓桂术甘汤证都有阳虚水停的情况，但前者为肾阳虚，水气泛滥，病较重，宜温肾利水；后者乃脾阳虚，水气上冲，病较轻，宜健脾化饮。

真武汤证与小青龙汤证都可因水气致咳，但前者为少阴里证，阳虚水泛，病位在肾，为虚，咳为兼证；后者为太阳表证，外寒里饮，病位在肺，为实，咳为主证。

真武汤证与附子汤证都是少阴阳虚，水湿为患，前者为水气泛滥，变动不居，可见头晕、心下悸、身瞤动、振振欲擗地，甚则浮肿、小便不利，当温阳化气，以散水气，可重用生姜，不用人参；后者为寒湿凝滞，经脉不利，可见恶寒、手足寒、身体骨节痛，当温补元阳，以祛寒湿，可倍用术、附，去姜，加参。

四、特异性方证

（一）《伤寒论》提供的特异性方证

【原文一】少阴病，二三日不已，至四五日，腹痛，小便不利，四肢沉重疼痛，自下利者，此为有水气。其人或咳，或小便利，或下利，或呕者，真武汤主之。（《伤寒论》316）

【特异性方证构成要素】少阴病、腹痛、小便不利、四肢沉重疼痛、自下利。

【讲解】如第281条提纲所谓"少阴之为病，脉微细，但欲寐也"，即真武汤证是少阴病，是虚衰性的疾病，是虚寒证；小便不利，是水气内停的指征；有了虚寒证、水气内停的前提，才能确定腹痛、自下利、四肢沉重疼痛等是水气泛滥的表现。

【原文二】太阳病发汗，汗出不解，其人仍发热，心下悸，头眩，身瞤动，振振欲擗地者，真武汤主之。（《伤寒论》82）

【特异性方证构成要素】发热、心下悸、头眩、身瞤动、振振欲擗地。

【讲解】发热与心下悸、头眩、身瞤动、振振欲擗地并见，就是真武汤证。

（二）拓展而来的特异性方证

［方证一］肾阳虚衰的水肿，真武汤主之。

【特异性方证构成要素】水肿、肾阳虚衰的特征。

【讲解】肾阳虚衰的水肿本身的特征为：水肿按之凹陷，不易恢复，皮肤苍白无弹性；肾阳虚衰的表现有：畏寒肢冷、大便稀溏、舌质淡苔白、脉沉细无力等。

［方证二］身体疼痛伴阳虚水泛者，真武汤主之。

【特异性方证构成要素】身体疼痛、阳虚水泛的特征。

【讲解】身体疼痛的形成原因有很多，属于真武汤证的身体疼痛是阳虚水泛所致，故应该伴有阳虚水泛的特征，阳虚水泛即肾阳虚衰加水气泛滥。肾阳虚衰的特征如上述；水气的特征即水肿、小便不利等。

［方证三］腹痛伴阳虚水泛者，真武汤主之。

【特异性方证构成要素】腹痛、阳虚水泛的特征。

【讲解】腹痛的形成原因有很多，属于真武汤证的腹痛是阳虚水泛所致，故应该伴有阳虚水泛的特征，阳虚水泛即肾阳虚衰加水气泛滥，特征如上述。

［方证四］腹泻伴阳虚水泛者，真武汤主之。

【特异性方证构成要素】腹泻、阳虚水泛的特征。

【讲解】腹泻的形成原因有很多，属于真武汤证的腹泻是阳虚水泛所致，故应该伴有阳虚水泛的特征，阳虚水泛即肾阳虚衰加水气泛滥，特征如上述。

［方证五］眩晕有阳虚水泛者，真武汤主之。

【特异性方证构成要素】眩晕、阳虚水泛的特征。

【讲解】眩晕的形成原因有很多，属于真武汤证的眩晕是阳虚水泛所致，故应该伴有阳虚水泛的特征，阳虚水泛即肾阳虚衰加水气泛滥，特征如上述。

［方证六］运动失调而有阳虚水泛者，真武汤主之。

【特异性方证构成要素】运动失调、阳虚水泛的特征。

【讲解】运动失调如肌肉跳动、抽搐、震颤、痉挛等，是对原文第82条"头眩，身眴动，振振欲擗地"的引申，可能因为阳虚水泛导致，阳虚水泛即肾阳虚衰加水气泛滥，特征如上述。

［方证七］心悸有阳虚水泛者，真武汤主之。

【特异性方证构成要素】心悸、阳虚水泛的特征。

【讲解】心悸的形成原因有很多，属于真武汤证的心悸是阳虚水泛所致，故应该伴有阳虚水泛的特征，阳虚水泛即肾阳虚衰加水气泛滥，特征如上述。

［方证八］心衰表现为阳虚水泛者，真武汤主之。

【特异性方证构成要素】心衰、阳虚水泛的特征。

【讲解】对西医诊断的心衰，中医的辨证有不同类型，属于真武汤证的心衰是阳虚水泛所致，故应该伴有阳虚水泛的特征，阳虚水泛即肾阳虚衰加水气泛滥，特征如上述。

［方证九］高血压表现为阳虚水泛者，真武汤主之。

【特异性方证构成要素】高血压、阳虚水泛的特征。

【讲解】对西医诊断的高血压，中医的辨证有不同类型，属于真武汤证的高血压是阳虚水泛所致，故应该伴有阳虚水泛的特征，阳虚水泛即肾阳虚衰加水气泛滥，特征如上述。

［方证十］胃切除术后倾倒综合征有畏寒肢冷，舌质淡苔白，脉虚无力，周身疲乏，贫血，经常晕倒者，真武汤主之。

【特异性方证构成要素】倾倒综合征、寒性虚弱的特征。

【讲解】倾倒综合征的表现有两组：一是副交感神经紧张，致分泌运动亢进的表现，恶心呕吐、胆汁反流、心下压迫感、腹痛、肠鸣、下利；一是交感神经紧张，致循环失调的表现，心悸亢进、脉搏增加、颜面潮红、热感、冷感、眩晕、头沉、出汗、胸部狭窄感、呼吸困难。这两组表现中，已经包括了真武汤证的要素如恶心呕吐、腹痛、肠鸣、下利、心悸、眩晕等，如果加上虚寒性虚弱的特征，就是真武汤证。

［方证十一］虚寒性的渗出性疾病，真武汤主之。

【特异性方证构成要素】渗出性疾病、虚寒性质。

【讲解】渗出性疾病如湿疹、皮肤溃疡等。虚寒性表现如渗出液稀薄量多，疮面苍白，久不收口等，当然也可以有全身虚寒的表现，如畏寒肢冷、舌质淡苔白、脉沉细无力等。

第十四节　吴茱萸汤

一、原文

食谷欲呕者，属阳明也，吴茱萸汤主之。得汤反剧者，属上焦也。（《伤寒论》243）

吴茱萸一升（洗）　人参三两　生姜六两（切）　大枣十二枚（擘）

上四味，以水七升，煮取二升，去滓，温服七合。日三服。

少阴病，吐利，手足逆冷，烦躁欲死者，吴茱萸汤主之。（《伤寒论》309）

干呕，吐涎沫，头痛者，吴茱萸汤主之。（《伤寒论》378）

呕而胸满者，茱萸汤主之。（《金匮要略·呕吐哕下利》8）

二、难点

1. 吴茱萸汤证究竟是阳明病、少阴病，还是厥阴病？抑或是杂病？

2. 吴茱萸汤证的特异性的表现究竟是什么？是呕吐吗？

3. 第379条为什么只吐涎沫？会不会吐食物？

三、讲解

在《伤寒杂病论》中，吴茱萸汤证的条文如上，阳明病、少阴病、厥阴病篇各1条，杂病的呕吐1条。是否可以认为阳明病、少阴病、厥阴病和杂病都有吴茱萸汤证呢？看起来确实如此，比如第243条"食谷欲呕者，属阳明也，吴茱萸汤主之"，语气是很肯定的，属阳明，那就是阳明病。同样，

第309条"少阴病，吐利，手足逆冷，烦躁欲死者，吴茱萸汤主之"，语气也是很肯定的，就是少阴病。反倒是第378条没有说是属厥阴，或者说是厥阴病，但从实际内容来看，只有这一条是真正的厥阴病。那我们就要弄清楚，吴茱萸汤证的特异性的表现是什么？

从上述4条原文来看，共有的表现是呕吐。呕吐是吴茱萸汤证的特异性表现吗？也就是说见到呕吐就能用吴茱萸汤吗？答案是否定的。因为呕吐的实际病位在胃，病机是胃气上逆。也就是说，吴茱萸汤证可以有呕吐，甚至可以说，吴茱萸汤证必须有呕吐，但呕吐却并不都是吴茱萸汤证。吴茱萸汤治疗的呕吐必须是肝寒犯胃的呕吐，导致胃气上逆呕吐的原因是肝寒。只有肝寒犯胃导致的呕吐才是吴茱萸汤证，并不是所有的呕吐都是吴茱萸汤证。吴茱萸汤证的呕吐必须有肝寒的特征，在呕吐的同时伴有肝寒的特征才是吴茱萸汤证的特异性构成要素。肝寒的特征又是什么呢？一般而言，就是在肝经循行的部位出现胀痛等，同时有寒象，如怕冷、手足寒冷、呕吐物清稀，甚至冰凉、舌质淡苔白等。但可能还有特殊的表现，我们结合原文进行理解。

（一）第243条

"食谷欲呕者，属阳明也，吴茱萸汤主之。得汤反剧者，属上焦也。"

食谷欲呕，就是吃饭就呕，也叫食入即吐。属阳明应该没有问题，因为呕本身是病在胃，胃当然属阳明。如果是胃寒的可以吴茱萸汤主之，但胃热应该更多，并不是都可以用吴茱萸汤主之。因此，后面加上了排除法，如果服了吴茱萸汤呕吐加剧的，就不是吴茱萸汤证，"属上焦"也不是确指，而是因此排除了吴茱萸汤证，更常见的是胃热，如第359条"伤寒本自寒下，医复吐下之，寒格，更逆吐下，若食入口即吐者，干姜黄芩黄连人参汤主之"。虽然干姜黄芩黄连人参汤证是寒热错杂证，但食入口即吐是胃热所致，故用黄芩、黄连之苦寒以清胃热以止呕。《金匮要略·呕吐哕下利病脉证并治》第17条："食已即吐者，大黄甘草汤主之。"显然也是热证。

"食谷欲呕者，属阳明也，吴茱萸汤主之"是可以的，但是要加上限定条件，就是属于寒证，排除热证。吴茱萸味辛、苦，性温，主要入肝经，也入脾胃经。首要功能是温肝散寒降逆，也可以温胃降逆止呕。吴茱萸汤也可以用于胃寒呕吐，但不是为胃寒呕吐而设的，而是为肝寒犯胃的呕吐而设的。单纯的胃寒呕吐温胃散寒、降逆止呕也可以，方如良附丸、小半夏汤、半夏干姜散之类。

食谷欲呕多见于胃热，胃寒呕吐一般不表现为食谷欲呕。如果食谷欲呕，属于寒证者，就是吴茱萸汤的适应证之一。这条原文的准确表述是：食谷欲呕，属阳明也。属寒证者，吴茱萸汤主之。

食谷欲呕属热的多，因为热性急迫使然；如果食谷欲呕没有热象，属于寒证，这是肝寒犯胃的特征之一，因为肝为将军之官，性情也急躁。也就是说，没有肝寒犯胃的单纯胃寒呕吐不会表现为食谷欲呕，呕吐不会急迫，甚至表现为朝食暮吐。

对第 243 条的理解是，对于阳明的胃寒呕吐也可以用吴茱萸汤治疗，但这并不是吴茱萸汤的特异性方证，只是适应证之一，因为没有肝寒犯胃的单纯胃寒呕吐用温胃降逆止呕也可以。对于食谷欲呕没有胃热的征象，表现为寒证的，是吴茱萸汤的特异性方证，可以用吴茱萸汤主之。食谷欲呕而没有胃热的征象，是肝寒犯胃的特征，是吴茱萸汤证的特异性构成要素。

（二）第 309 条

"少阴病，吐利，手足逆冷，烦躁欲死者，吴茱萸汤主之。"

少阴病是心肾虚衰，阳虚寒化证是阳衰阴盛，基本表现就有呕吐、下利清谷、小便清长、大汗淋漓等，如果阳气由虚而脱，则进展为阴阳气不相顺接的厥，即手足逆冷，并出现神志昏迷的躁扰不宁等。其实前面的属于少阴病，后面就进展为厥阴病的厥了，因为其起于少阴病，所以仍称其为少阴病。如原文第 296 条就是"少阴病，吐利，躁烦，四逆者，死"，就是如此。这两条原文看上去是很相似的，但实质不同。

第 296 条的吐利，是以下利为主为重，表现为下利清谷；手足逆冷表现为手足寒冷向肘膝关节方向向心性地逆向进展，甚至过肘过膝，这是心功能衰竭的征兆，预后不良；躁烦，其实是躁扰不宁，患者神志已经昏迷，是没有知觉的躁动不安，是残阳欲脱，是患者临终前的回光返照；患者的脉象应该是沉微，甚至脉微欲绝的。

第 309 条的吐利，是以呕吐为主、为重；手足应该是寒冷而不是逆冷，就是不会向肘膝关节方向逆向进展到过肘过膝，其形成机理是肝寒犯胃，浊阴中阻，阳气被阻不能达于四末，并不是虚阳欲脱的阴阳气不相顺的厥证；烦躁欲死，是患者烦得不可忍受，是患者的主观感受，患者的神志是清楚的，是患者告诉医生，说自己烦得要死，凡是患者说自己烦得要死的，肯定不会是死证；其脉象以沉弦为多，不会是脉微欲绝的。所以，这条像少阴病，并不是少阴病。放在少阴病篇并冠以少阴病，应该是为了和真正的少阴病进行鉴别。

在这条原文中，肝寒的特征是烦躁欲死，就是没有热象但患者烦躁很严重，烦躁到不可忍受的程度。这个烦躁欲死，也和肝为将军之官、脾气急躁有关。第309条吴茱萸汤证的特异性构成要素为严重的寒性呕吐加上患者烦躁欲死。凡是呕吐严重，没有热象，烦躁欲死的，就是吴茱萸汤主之。患者可以有下利、手足冷，没有也不影响吴茱萸汤的运用。

（三）第378条

"干呕，吐涎沫，头痛者，吴茱萸汤主之。"

这条是典型的肝寒犯胃证。干呕、吐涎沫，是肝寒犯胃的特异性表现；头痛是肝寒循经上扰的表现，以颠顶痛最具特征性。如果患者干呕、吐涎沫、颠顶痛，没有热象，就是典型的吴茱萸汤证，吴茱萸汤主之。

大家比较关心的问题是，为什么只吐涎沫，不吐食物？我也曾经很困惑，查过很多医家的注释，也请教过很多人，也有很多人问我这个问题，没有找到满意的答案。正确的答案来源于我的父亲，他说只吐涎沫不吐食物的就是吴茱萸汤证，吐食物的就不一定是吴茱萸汤证。我因此豁然开朗，这就是方证，这就是特异性方证。

（四）《金匮要略·呕吐哕下利病》第8条

"呕而胸满者，茱萸汤主之。"

如果呕吐和胸满并见，没有热象的，是吴茱萸汤证。

胸、胁、少腹、睾丸等部位是肝经所主的部位，这些部位的胀满疼痛都和肝失疏泄、经脉瘀滞有关，如果有寒象没有热象，就是肝寒所致。这些部位的胀满疼痛加上呕吐，就是肝寒犯胃的特征了，就是吴茱萸汤证。

四、特异性方证

[方证一] 干呕、吐涎沫、颠顶疼痛，有寒象没有热象者，吴茱萸汤主之。

【原文】 干呕，吐涎沫，头痛者，吴茱萸汤主之。(《伤寒论》378)

注：寒热可以从舌、脉、大小便等方面进行辨析。

[方证二] 食谷欲呕，有寒象无热象者，吴茱萸汤主之。

【原文】 食谷欲呕者，属阳明也，吴茱萸汤主之。得汤反剧者，属上焦也。(《伤寒论》243)

[方证三] 呕吐下利，以呕吐为主为重，烦躁欲死，手足寒冷，无热象者，吴茱萸汤主之。

【原文】 少阴病，吐利，手足逆冷，烦躁欲死者，吴茱萸汤主之。(《伤寒论》309)

[方证四] 呕而胸满，有寒象无热象者，吴茱萸汤主之。

【原文】 呕而胸满者，茱萸汤主之。(《金匮要略·呕吐哕下利病》8)

[方证五] 呕吐有胸、胁、少腹、睾丸、颠顶等部位胀满、冷痛等肝寒特征者，吴茱萸汤主之。

第十五节　乌梅丸

一、原文

厥阴之为病，消渴，气上撞心，心中疼热，饥不欲食，食则吐蛔。下之，利之不止。(《伤寒论》326)

伤寒，脉微而厥，至七八日肤冷，其人躁无暂安时者，此为脏厥，非蛔厥也。蛔厥者，其人当吐蛔。今病者静，而复时烦者，此为脏寒，蛔上扰入其膈，故烦，须臾复止，得食而呕又烦者，蛔闻食臭出，其人常自吐蛔。蛔厥者，乌梅丸主之。又主久利。（《伤寒论》338）

蛔厥者，当吐蛔，今病者静而复时烦，此为脏寒，蛔上入膈，故烦，须臾复止，得食而呕，又烦者，蛔闻食臭出，其人常自吐蛔。（《金匮要略·趺蹶手指臂肿转筋阴狐疝蛔虫病脉证治》8）

蛔厥者，乌梅丸主之。（《金匮要略·趺蹶手指臂肿转筋阴狐疝蛔虫病脉证治》9）

乌梅丸方

乌梅三百枚　细辛六两　干姜十两　黄连十六两　当归四两　附子六两（炮，去皮）蜀椒四两（出汗）　桂枝六两（去皮）　人参六两　黄柏六两

上十味，异捣筛，合治之，以苦酒渍乌梅一宿，去核，蒸之五斗米下，饭熟捣成泥，和药令相得，内臼中，与蜜杵二千下，丸如梧桐子大，先食饮服十丸，日三服，稍加至二十丸。禁生冷、滑物、臭食等。

二、讲解

第326条和第338条都和蛔虫有关，都是寒热错杂，上热下寒，也都是乌梅丸的适应证，故一并讨论。

第326条讨论的其实也是蛔虫病。

因为本条行文体例和其他五篇的提纲证相同，故在历版教材中将其作为厥阴病的提纲。因为其讨论的实际内容是上热下寒证，所以又强调这条原文是厥阴病上热下寒证提纲，言外之意是这条原文作为厥阴病的提纲有点勉强。

蛔虫是肠道寄生虫，成虫寄生在小肠，常见症状有脐周疼痛、食欲不振、善饥、腹泻、便秘、荨麻疹等，儿童有流涎、磨牙、烦躁不安等，重者出现营养不良。

一旦寄生环境发生变化如高热时，蛔虫可在肠腔内扭结成团，阻塞肠腔而形成蛔虫性肠梗阻，患者出现剧烈的阵发性腹部绞痛，以脐部为甚，伴有恶心、呕吐，并可吐出蛔虫，腹部可触及能移动的腊肠样肿物。有时蛔虫性肠梗阻可发展成绞窄性肠梗阻、肠扭转或套叠；蛔虫也可穿过肠壁，引起肠穿孔及腹膜炎。

蛔虫有钻孔的习性，肠道寄生环境改变时可离开肠道进入其他带孔的脏器，引起异位蛔虫症，常见以下几种：①胆道蛔虫症，以儿童及青壮年为多，女性较常见。诱因有高热、腹泻、妊娠、分娩等。此病发病骤然，右上腹偏中有剧烈阵发性绞痛，钻凿样感，患者辗转不安、恶心、呕吐，可吐出蛔虫。发作间期无疼痛或仅感轻微疼痛。若蛔虫钻入肝脏可引起蛔虫性肝脓肿。②胰管蛔虫症，多并发于胆道蛔虫症，临床征象似急性胰腺炎。③阑尾蛔虫症，多见于幼儿，因小儿阑尾根部的口径较宽，易为蛔虫钻入。其临床征象似急性阑尾炎，但腹痛性质为绞痛，并呕吐频繁，易发生穿孔。

原文中提到的饥不欲食、食则吐蛔等，是蛔虫病的基本表现。

消渴、气上撞心、心中疼热等，则可见于胆道蛔虫症。气上撞心、心中疼热，即蛔虫钻入胆道时产生的钻顶样疼痛。

以上表现用中医的理解，就是上热中寒证。

上热即肝阴虚肝火上炎，耗伤津液，则消渴；肝气上逆则见气上撞心；肝火循经上灼，则心中疼热；热则消谷，故知饥。

中寒即脾气虚寒，脾虚不运则不欲食；素有蛔虫，因脾虚肠寒而上逆，可见食则吐蛔；下之更伤中气，故下之利不止。

第338条重点讨论的是蛔厥。

蛔厥，就是因为蛔虫导致的厥。临床特征就是有蛔虫的表现和厥。因为寄生环境改变蛔虫扭结成团导致肠梗阻，或者蛔虫钻入胆道等，都可以出现剧烈的疼痛，剧烈的疼痛可以出现疼痛性休克，用中医的理解，就是蛔厥。蛔虫动就会痛，痛剧就可出现休克，不动就不痛，不痛时休克就缓解；进食可能会诱动蛔虫，疼痛就会因此复发或加剧。这一规律就是时作时止，进食可诱发。

"蛔厥者，其人当吐蛔"，强调的是蛔厥和蛔虫的关联。

"今病者静，而复时烦者，此为脏寒，蛔上扰入其膈，故烦，须臾复止"，强调了蛔厥时作时止的规律。原因是"脏寒，蛔上扰入其膈"，脏寒，应该是肠寒，也可理解成脾寒；蛔虫本来寄生在肠道，现在肠寒，环境不适合蛔虫寄生因此"上入其膈"，其实是对蛔虫寄生环境改变引起的蛔虫窜动的描述。烦，既表示患者因为蛔虫导致烦躁不安；也表示蛔虫病的临床症状的出现。

"得食而呕又烦者，蛔闻食臭出"，蛔厥可以因为进食而诱发。

"其人常自吐蛔"，进一步强调蛔厥和蛔虫的关联。

这一条是在第326条蛔虫证的基础上出现了厥，所以上热中寒的性质和第326条相同。"此为脏寒，蛔上扰入其膈"，就是蛔虫离开了寒的地方，跑到了热的地方，就是膈上是热的，膈下是寒的。落实到具体的脏腑，就是肠是寒的，肠也可以属脾；胃和肝胆等是热的，热的表现和肝阴虚肝火旺相似，所以将其归属为厥阴肝。中医的证候性质就是上热中寒，即肝热脾寒。这应该是中医对蛔虫寄生环境改变而导致蛔虫窜动的描述和理解。

脏厥与蛔厥的鉴别如下：

脉微而厥，可见于真阳大虚、脏气垂绝的脏厥，也可见于肠寒胃热、蛔虫窜扰的蛔厥证。

脏厥，真阳大虚，脏气垂绝，故可见肤冷，其人躁无暂安时。蛔厥，此人当有吐蛔史，故曰"常自吐蛔"；因脏（肠）寒而蛔上入膈，故见静而复时烦，须臾复止；因蛔闻食臭出，故可见得食而呕又烦。

脏厥的厥冷程度重，不但肤冷且周身皮肤皆冷，躁扰无一刻安宁；蛔厥的厥冷程度则轻，无肤冷，以烦为主，时静时烦，且有吐蛔史。

"又主久利"之意有三方面，第一，厥阴肝木克土，厥阴为病多影响脾胃功能；第二，久利等消化系统疾病多为寒热错杂；第三，乌梅丸酸敛，有涩肠止利之功。

脏厥，治疗当用回阳救逆（灸法及四逆辈，参见寒厥治疗）；蛔厥，当寒热并用，扶正安蛔（滋阴泄热，温阳通降，安蛔止痛）。

乌梅丸的首要目的是安蛔止痛，治疗蛔厥。蛔虫不动就不会痛，不痛就不会厥。蛔虫得酸则静，得苦则下，得辛则伏，得甘则动。

得酸则静，酸味是安蛔止痛的首选，乌梅味酸，三百枚折合现在的剂量为680g，在方中用量是最大的，也是超大剂量，并且用苦酒，也就是醋渍一宿，目的是为了加强其酸味，加强安蛔止痛的作用，当然是绝对的主药。

得苦则下，黄连十六两，黄柏六两。十六两黄连，即一斤，折合现在的剂量约 250g，是除了主药乌梅以外用量最大的药物；再加上六两黄柏，折合现在的剂量约为 93.75g。苦味药共二十二两，折合现在的剂量约为 343.75g。

得辛则伏，细辛六两，干姜十两，附子六两，蜀椒四两，桂枝六两，共计三十二两，即二斤，即 500g。其实当归也有辛味，辛味药总量仅次于酸味药。

得甘则动，蒸之五斗米下，与蜜杵二千下，都是甘味。具有诱而杀之之意。

以上是从味的角度配伍来达到安蛔止痛的目的。

蛔虫的动是源于寄生环境的改变，即上热中寒，亦即肝热脾寒。除了安蛔止痛，还要解决肝热脾寒的问题。肝热的表现是消渴、气上撞心、心中疼热、饥。用乌梅、苦酒之酸，配黄连、黄柏之苦，酸苦以泄肝热；用米、蜜、人参之甘味而成酸甘养肝阴的配伍，肝热得泄，肝阴得复，则上热可除；脾寒的表现则有不欲食、下之利不止，或腹痛等，以十两干姜为首，配附子六两，桂枝六两，蜀椒四两，细辛六两，温中健脾为主，脾肾同补；和上述甘药配伍，即是辛甘化阳，可以增强温补的力量。人参益气，当归补血，是因为蛔虫证的患者会营养不良，呈现气血亏虚的表现。当然，酸甘配伍也可以缓急止痛，辛热药也可以散寒止痛，当归养血活血，人参益气行气，都可加强止痛作用，所以，乌梅丸止痛的作用也很强大。

乌梅丸又主久利，显然应该是肝热脾寒，肝旺脾虚的久利，并不是所有的久利都可用乌梅丸。

三、特异性方证

［方证一］病人时静时烦，得食则烦，须臾复止者，乌梅丸主之。

【特异性方证构成要素】时静时烦，得食则烦，须臾复止。

【讲解】第 338 条之蛔厥证。

［方证二］蛔厥者，乌梅丸主之。

【特异性方证构成要素】蛔虫、厥、腹痛，时作时止。

【讲解】第 338 条之蛔厥证。

［方证三］蛔虫证，乌梅丸主之。

【特异性方证构成要素】蛔虫、腹痛，时作时止。

【讲解】第 326 条之蛔虫病。只有蛔虫病的表现，没有厥，也是乌梅丸的主治证，其本质是蛔虫病比蛔厥要轻。

［方证四］肝热脾寒者，乌梅丸主之。

【特异性方证构成要素】肝热、脾寒的表现并见。

【讲解】肝热的表现如急躁易怒、心烦不安、目赤肿痛、头痛眩晕、口干口苦等；脾寒的表现如食欲不振、腹胀腹痛、便溏腹泻等。这也是乌梅丸广泛运用的基础。

四、临床运用

（一）乌梅丸的应用范围

《伤寒杂病论》中的乌梅丸就是为蛔厥而设的，只有蛔虫没有厥的蛔虫病也可以用，还有肝热脾寒的久利也可以用。

乌梅丸也可以用于蛔虫病以外的疾病，但其性质必须是肝热脾寒，也就是说其他疾病表现为肝热脾寒时也可以用乌梅丸。比如说肿瘤的患者表现为肝热脾寒时可以用乌梅丸，但并不能说肿瘤就可以用乌梅丸，余皆仿此。所以乌梅丸广泛运用的基础是肝热脾寒。

很多人认为，乌梅丸是厥阴病的主方，不能将其仅仅局限于蛔厥。我认为乌梅丸虽然不仅仅可以用于治疗蛔厥，但说乌梅丸是蛔厥的主方是毫无问题的。说乌梅丸是厥阴病的主方显得勉强，厥阴病的主题是厥，主要是热厥和寒厥，厥阴病的厥是从热厥开始的，热厥可以转化成寒厥，这些都不是乌梅丸的适应证。

（二）江尔逊先生用乌梅丸的验案

患儿江某，女，1 岁半，麻疹后阵阵心烦，初以为麻后余热，予养阴清心之剂罔效，而烦躁益甚。患儿每见家人进餐（甚至闻碗筷声）即索食，甫入口，则烦顿作，摔碗抛匙，不容制止。余踌躇数日，不解其故。一日，余亲见患儿坐床上嬉戏自若，其偶与桃片糕 1 片，方入口，便尖声呼叫，揭帽脱袜，爬下床来。余欲察其所以然，以观病儿全情，乃示其母勿止之。但见其沿地辗转滚爬呼叫，约 1 分钟许，复安静如常。余恍然大悟，此非蛔厥乎！《伤寒论》338 条云："今病者静，而复时烦者……蛔上入其膈，故烦，须臾复止。得食而呕又烦者，蛔闻食臭出……"乃予乌梅丸去桂、附、姜、辛，加使君、鹤虱、槟榔等驱虫药。服 1 剂，翌晨，大便下如污泥，中有蛲虫无数，或死或活，从此烦躁止矣。

又如住院患儿王某，男，5 岁，亦是麻疹后阵阵心烦须臾复止，其烦时不仅咬人，而且自咬手指手臂，致令双手化脓感染。西医诊断为麻后脑病，治疗 10 余日无效。余亦断为蛔厥，按法投乌梅丸加减数剂，连日便下蛔虫数十条，烦乃止。（江长康，江文瑜 . 经方大师传教录：伤寒临床家江尔逊"杏林六十年". 北京：中国中医药出版社，2015：113.）

（三）李士懋先生用乌梅丸医案举例

病案一（肝阳虚馁）

甄某，女，37 岁。2007 年 8 月 20 日初诊：头痛三载，服西药可缓解，停药又痛，近一月病重。伴心烦、恶心，困倦嗜睡，每日睡 9 ～ 10 小时仍困，情绪消沉。脉弦，按之减。舌质淡暗，苔白。

证属：肝阳虚馁，清阳不升。

法宜：益肝升清。

方宗：乌梅丸。

乌梅 7g，炮附子 15g，干姜 7g，桂枝 10g，细辛 6g，川椒 5g，党参 12g，当归 12g，川芎 8g，黄连 9g，巴戟天 12g，肉苁蓉 12g，柴胡 10g，生黄芪 12g，防风 8g。

2007 年 9 月 17 日：上方共服 28 剂，头痛已十余日未作，精力增，精神振，他症亦除，脉转弦缓。继服 7 剂，停药。

〔按〕肝主春生少阳之气，主升发条达疏泄。肝虚，清阳不升，头失清阳奉养，致头痛。阳气者，精则养神，肝虚春生阳气馁弱，故神情委顿。肝为罢极之本，肝虚而懈怠嗜睡。然肝又内寄相火，肝虚阳不升布，相火郁而化热，致心烦；木不疏土，胃气升降悖逆而恶心。乌梅丸，温肝阳，补肝体，益肝气，调寒热，恰合本案之病机。

加巴戟天、肉苁蓉者，温阳益精血，乙癸同源，且母子相生，补肾即益肝；加黄芪益肝气；加防风、柴胡助肝用，令清阳得升。

吴茱萸汤治厥阴头痛，何不用吴茱萸汤而用乌梅丸？吴茱萸汤长于散寒破阴凝，《神农本草经》云："吴茱萸除湿，逐风邪，开腠理。"更加重用生姜，故吴茱萸散寒破阴凝之力更胜，对寒邪直中厥阴者更佳。乌梅丸长于温肝阳，益肝用，补肝体，且调寒热错杂，故本案选乌梅丸，而不用吴茱萸汤。

病案二（寒热错杂）

冀某，女，54岁，工人。1993年9月17日初诊：寒热往来五年余，昼则如冰水浸，自心中冷，寒栗不能禁；夜则周身如焚，虽隆冬亦必裸卧，盗汗如洗。情志稍有不遂，则心下起包块如球，痞塞不通，胸中憋闷，头痛，左胁下及背痛。能食，便可。年初经绝。脉沉弦寸滑。曾住院11次，或诊为更年期综合征，或诊为内分泌失调，或诊为自主神经功能紊乱、神经官能症等。曾服中药数百付，罔效。

此寒热错杂，厥气上冲，乃乌梅丸证。

方予：乌梅丸。

乌梅6g，细辛4g，干姜5g，川椒5g，桂枝10g，黄连10g，黄柏6g，党参12g，当归12g，炮附子15g（先煎）。

2剂寒热除，汗顿止，心下痞结大减，4剂而愈。五年后得知其生活正常，未再发作。

〔按〕厥阴篇，是由于肝虚而形成的寒热错杂证，以厥热胜复判断阴阳进退、寒热之多寡。此案昼夜寒热往复，同于厥阴病之手足寒热胜复。心下痞结者，乃厥气上逆；汗泄者，以阳弱不能固护其外，致津泄为汗。脉弦者，以弦则为减，乃阳弱不能温煦，经脉失柔而脉弦。寸滑者，伏阳化热上逆，致上热下寒，寒热错杂。

张锡纯曾论肝虚症见寒热往来。乌梅丸用桂、辛、附、椒、姜温煦肝阳，当归补肝体，人参益肝气，连柏折其伏热。乌梅敛肺益肝，敛肝虚耗散之真气。方与病机相合，疗效显著。

病案三（寒热错杂）

李某，女，35 岁，农民。1995 年 7 月 26 日初诊：周身皆麻，阴部亦麻且抽痛，阵阵寒战，时虽盛夏犹须着棉，继之又躁热汗出，须臾缓解，每日数作，颠顶及两侧头痛，牵及目系痛，已半年余，月经尚正常。脉沉细涩，舌质淡苔白。

予乌梅丸合吴茱萸汤治之：

乌梅 6g，桂枝 9g，当归 10g，炮附子 10g，黄连 9g，干姜 6g，川椒 5g，细辛 4g，吴茱萸 6g，黄柏 5g。

据引荐的同村学生述，服 2 剂即大减，4 剂服完基本正常，因路远未再复诊。

病案四（寒热错杂）

张某，女，47 岁。1976 年 11 月 3 日初诊：寒热交作，日数十次，热则欲入水中，寒则覆衾亦不解，已十余年。头昏痛，自汗，项强，胃脘痞满，嗳气，寐差，一昼夜睡眠不足 1 小时，时轻时重，水肿。脉沉弦细软，两尺弱。舌可苔白。

乌梅 6g，黄连 8g，川椒 6g，炮附子 9g，桂枝 9g，干姜 7g，细辛 4g，党参 12g，黄柏 4g，当归 10g。

二诊：服乌梅汤 3 剂，寒热著减，浮肿亦消，心下尚满、嗳气、头昏、心悸、寐差。此升降失司，痰饮内阻，阴阳不交而为痞，心肾不交而不寐，予子龙丹 4 粒（每粒 0.3g），每服两粒，得快利止后服。未利，24 小时后再服两粒。利下，继服下方：上方加茯苓 30g，半夏 45g，旋覆花 15g，3 剂。

三诊：服子龙丹两粒，即泻 6 次，隔日开始服汤药 3 剂，痞满、嗳气除，寐亦转安。

病案五（寒热错杂）

高某，女，48 岁。1994 年 11 月 29 日初诊：身重燥热，两三分钟后汗湿衣衫，继之身凉寒战，背部冰冷而紧，两手臂先呈苍白，憋胀疼痛，继转紫黑，春节后尤重。头痛心悸，胸痞噎塞，咳唾善嚏，月经淋漓，1 个月方净，今已半年未行。脉沉弦紧数而促，按之不实，左关稍旺，两尺不足。舌质淡嫩，苔微黄。

乌梅 7g，黄连 8g，巴戟天 10g，黄柏 4g，当归 12g，红参 12g，半夏

10g，细辛 5g，川椒 5g，炮附子 12g，干姜 6g，桂枝 10g，五味子 6g。

4 剂，水煎服。

二诊：1994 年 12 月 4 日，服上药服后，寒热心悸，胸痛皆除，汗少未止，手未显苍白紫暗。上方加浮小麦 30g，继服 5 剂以巩固疗效。

肖相如按：

我的手头没有李士懋先生的著作，从网上查了一些李先生关于乌梅丸的论述（如果有李先生著作的同仁可以对照一下，看看有没有不准的地方）。

李先生认为乌梅丸是厥阴病的主方，乌梅丸证是在阳气虚馁的脏寒基础上，又有相火内郁化热，因而形成了寒热错杂证，治疗这种寒热错杂证，因其前提是厥阴脏寒，所以乌梅丸中以五味热药温肝阳，人参益肝气，乌梅、当归补肝体；连柏清其相火内郁之热，形成以温肝阳为主的补肝且调理寒热之方。

但从李先生的验案来看，和《伤寒杂病论》中的乌梅丸有差异，就是乌梅的量很小，只有 6g 或者 7g，不是方中量最大的药，不能成为方中的主药；黄连的量也小，也不是方中用量第二大的药；所有的方中，附子的量是最大的，除了原方中本来有的温药干姜、桂枝、细辛、川椒，有的还加了温阳药巴戟天、肉苁蓉。显然，李先生用的方和乌梅丸差异很大，从药物的用量来看，已经不能称为乌梅丸了。

第十六节　肾气丸

一、原文

《金匮要略·中风历节病脉证并治》附方：
崔氏八味丸
治脚气上入，少腹不仁。
干地黄八两　山茱萸　薯蓣各四两　泽泻　茯苓　牡丹皮各三两

桂枝　附子（炮）各一两

上八味，末之，炼蜜和丸，梧子大，酒下十五丸，日再服。

《金匮要略》共有四处用到肾气丸：

《金匮要略·血痹虚劳病脉证并治第六》第 15 条：

虚劳腰痛，少腹拘急，小便不利者，八味肾气丸主之。

《金匮要略·痰饮咳嗽病脉证并治第十二》第 17 条：

夫短气有微饮，当从小便去之，苓桂术甘汤主之。肾气丸亦主之。

《金匮要略·消渴小便不利淋病脉证并治第十三》第 3 条：

男子消渴，小便反多，以饮水一斗，小便一斗，肾气丸主之。

《金匮要略·妇人杂病脉证并治第二十二》第 19 条：

问曰：妇人病，饮食如故，烦热不得卧，而反倚息者，何也？师曰：此名转胞，不得溺也。以胞系了戾，故致此病。但利小便则愈，宜肾气丸主之。

肾气丸方

干地黄八两　山茱萸四两　薯蓣四两　泽泻三两　茯苓三两　牡丹皮三两　桂枝一两　附子一两（炮）

上八味，末之，炼蜜和丸，梧子大，酒下十五丸，加至二十五丸，日再服。

二、讲解

（一）方名

1. 肾气

《素问·上古天真论》：

帝曰：人年老而无子者，材力尽邪？将天数然也？

岐伯曰：女子七岁，肾气盛，齿更发长。二七，而天癸至，任脉通，太冲脉盛，月事以时下，故有子。三七，肾气平均，故真牙生而长极。四七，筋骨坚，发长极，身体盛壮。五七，阳明脉衰，面始焦，发始堕。六七，三阳脉衰于上，面皆焦，发始白。七七，任脉虚，太冲脉衰少，天癸竭，地道不通，故形坏而无子也。

丈夫八岁，肾气实，发长齿更。二八，肾气盛，天癸至，精气溢泻，阴阳和，故能有子。三八，肾气平均，筋骨劲强，故真牙生而长极。四八，筋骨隆盛，肌肉满壮。五八，肾气衰，发堕齿槁。六八，阳气衰竭于上，面焦，发鬓颁白。七八，肝气衰，筋不能动。八八，天癸竭，精少，肾脏衰，形体皆极。则齿发去。

肾者主水，受五脏六腑之精而藏之，故五脏盛，乃能泻。

今五脏皆衰，筋骨解堕，天癸尽矣，故发鬓白，身体重，行步不正，而无子耳。

帝曰：有其年已老，而有子者，何也？

岐伯曰：此其天寿过度，气脉常通，而肾气有余也。

《黄帝内经》这一段原文中所说的肾气，指的是肾中的精气及肾的整体功能。

肾气盛、肾气实的特征是齿更发长、女子月事以时下、男子精气溢泻、阴阳和而有子；肾气平均的特征是筋骨劲强、筋骨坚、真牙生而长极、筋骨隆盛、肌肉满壮；肾气衰的特征是面色憔悴，发鬓斑白，发堕齿槁；重的就会女子地道不通、男子精少、形坏而无子了；再重的就会形体皆极而齿发去了；肾气有余的特征是年已老而有子。

仲景的肾气丸应该是补肾气，治疗肾气衰的方。

上面这些肾气衰的表现没有明确的寒热征象，不是典型的阴虚或者阳虚的表现，肾气丸也就不是补阴的或者是补阳的方。

将肾气丸作为补肾阳的代表方不准确。

2. 崔氏八味丸

林亿等人有鉴于书中"或有证而无方，或有方而无证，救疾治病其有未备"的实际情况，因而"又采散在诸家之方，附于逐篇之末，以广其法"。这里所说的"散在诸家之方"，是指散落于诸家之方（以唐代为多），即张仲景方被后世医家应用并收录的方剂。

《金匮要略·中风历节病》后附录的崔氏八味丸，乃唐代崔知悌《崔氏纂要方》转引张仲景的方剂。丹波元简《金匮要略辑义》说："《外台》脚气不随门载；崔氏此方凡五条。第四条云，若脚气上入少腹，少腹不仁，即服张仲景八味丸。《旧唐书·经籍志》:《崔氏籑要方》十卷，崔知悌撰（《新唐书·艺文志》，崔行功撰）。所谓崔氏其人也，不知者或以为仲景收崔氏之方，故详论之。"

（二）主证

1. 虚劳腰痛

腰痛，肯定和肾相关，因为腰为肾之府。但是否就是肾虚所致，并不能肯定，因为其他的因素也可以导致腰痛，如瘀血、寒湿等。如果是虚劳腰痛，那肯定就是肾虚了。

虚劳，就是张仲景提出来的。但至今学术界也没有准确的概念。根据《金匮要略》中虚劳的内容，我认为虚劳的定义是：气血阴阳皆虚，五脏并损的复杂性虚弱病证。虚劳肯定是虚弱的，但是复杂性的，不同于单纯的虚证，也因此，虚劳不可能是急性的，病程会长。病程长的复杂的虚弱病证，肾虚就不可避免，所谓"五脏所伤，穷必及肾"。虚劳的患者出现的腰痛，必定是肾虚的腰痛。

2. 少腹拘急

这里的少腹，应该是小腹。

少腹拘急，即小腹部拘挛、紧张、不舒适。这种感觉在老年人相当常见，因为老年人泌尿、生殖系统的退行性改变、慢性炎症很普遍，如男性的前列腺肥大、炎症，女性的慢性尿路感染、阴道炎等，都有小腹部的不适感。这些是衰老的表现，而衰老的本质是肾虚。老年人的少腹拘急，是肾气丸证；依此类推，慢性虚弱患者出现的少腹拘急，也是肾气丸证。

小便不利也肾气丸的主证。如果患者同时有小便不利，那少腹拘急就是必然的。

在临床上，少腹拘急可以引申一点，如男性的阴茎、睾丸抽痛，女性的阴道抽痛等，也是肾气丸证。

需要注意的是，肾气丸证的少腹拘急者必须是虚弱人群，如老年、慢性虚弱性疾病患者等。如果是强壮的人群，那就是桃核承气汤证或抵当汤证之类。

肾气丸证的少腹拘急，也与瘀血有关。因为生地黄、牡丹皮、桂枝，都有活血化瘀的功效，以治疗瘀血为主的桂枝茯苓丸中就有桂枝、茯苓、牡丹皮。

日本医家认为，《金匮要略》中所说的少腹拘急，在临床上可见到少腹部的腹直肌紧张，从少腹到阴股有牵引感，按诊时可以触及脐下正中有条索状物。

3. 少腹不仁

附方崔氏八味丸的主证有"少腹不仁"。

少腹不仁的表现为脐下少腹部的松软无力，按之没指，患者自觉该处麻木不仁、感觉减退。

脐下的小腹部即是丹田，是肾气的潜藏之处。小腹部的松软无力，是肾气虚的典型表现。与此伴见的表现有尿无力、阴茎勃起无力、阴道松弛、憋不住大小便等，老年人和虚弱的患者都常见。

日本的龙野一雄认为，少腹不仁系指下腹壁紧张程度软弱者而言，有麻痹的含义，麻痹有知觉麻痹和运动麻痹，临床上包括此两方面，皆作不仁处理。少腹不仁的他觉腹证是腹壁的软弱，其软弱的程度有比上腹部软乃至像棉花般软之间的各种程度。这是八味丸的腹证。

4. 小便不利或小便数多

虚劳腰痛和妇人转胞有小便不利，男子消渴有小便反多。

主水是肾的重要功能。主水，就是维持水的正常代谢。肾的主水功能包括两个方面，一是推动水的正常运行输布，包括正常排泄小便；二是固摄水液，不使水液流失耗散，包括正常的贮藏津液。肾气衰，无力运行水液，则可出现小便不利；无力固摄水液，则可出现小便频数量多，甚至遗尿等。

同样需要强调，小便不利或小便数多，见于虚弱人群才是肾气丸证，见于强壮的人群则不是肾气丸证。

妇人杂病的转胞，原文谓"胞系了戾"，不必等同于西医的输尿管的扭曲缠绕，而应该理解为虚弱的妇人出现的小便不利。

5. 短气

短气，就是呼吸的时候气不够用，即如《金匮要略·胸痹心痛短气病脉证并治第九》第 2 条所谓"短气不足以息"。

胸痹心痛短气病篇和痰饮病篇都提到了短气，这两篇中的短气都和痰饮阻滞、肺气不畅有关。

肾气丸所治的短气见于痰饮病篇，其特征应该是患者短气，可见小便不利，没有其他的伴随证，短气的程度也不重，体质是虚弱的。如果短气的程度重，有其他的伴随证，就不是肾气丸证了。如痰饮病篇第2条"咳逆倚息，短气不得卧，其形如肿，谓之支饮"，应该是葶苈大枣泻肺汤证；胸痹心痛短气病篇的瓜蒌薤白白酒汤证，表现为"胸痹之病，喘息咳唾，胸背痛，短气，寸口脉沉而迟，关上小紧数"。

短气还常见于肺气虚、脾气虚，在短气的同时伴有肺气虚和脾气虚的表现。

【附：《金匮要略》中有关短气的原文】

《金匮要略·痰饮病脉证并治》

咳逆倚息，短气不得卧，其形如肿，谓之支饮。（2）

水在心，心下坚筑，短气，恶水不欲饮。（3）

胸中有留饮，其人短气而渴，四肢历节痛。脉沉者，有留饮。（9）

夫病人饮水多，必暴喘满。凡食少饮多，水停心下，甚者则悸，微者短气。（12）

肺饮不弦，但苦喘短气。（13）

支饮亦喘而不能卧，加短气，其脉平也。（14）

《金匮要略·胸痹心痛短气病脉证并治第九》

平人无寒热，短气不足以息者，实也。（2）

胸痹之病，喘息咳唾，胸背痛，短气，寸口脉沉而迟，关上小紧数，瓜蒌薤白白酒汤主之。（3）

胸痹，胸中气塞，短气，茯苓杏仁甘草汤主之，橘枳姜汤亦主之。（6）

（三）方解

《神农本草经》记载干地黄可填骨髓，长肌肉，久服轻身不老。《名医别录》记载干地黄主男子五劳七伤，女子伤中，胞漏下血，补五脏内伤不足，通血脉益气力，利耳目。归纳起来，干地黄的功效有：填精补髓，强壮身体，抗衰老。这就是恢复肾的功能，就是补肾气。

《神农本草经》记载山茱萸,久服轻身。《名医别录》记载其强阴,益精,安五脏,通九窍,止小便利。久服明目,强力。归纳起来,山茱萸的功效有:强阴益精,强壮身体,抗衰老。也是恢复肾的功能,补肾气。

《神农本草经》记载的山药,补虚羸,补中益气力,长肌肉,久服耳目聪明,轻身不饥,延年。《名医别录》记载的山药,止腰痛,补虚劳羸瘦,充五脏,强阴。归纳起来,山药的功效也是恢复肾的功能,强壮身体,抗衰老,也是补肾气。

来源于《汤液经》的《辅行诀五脏用药法要》中记载的小补肾汤治虚劳失精,腰痛,骨蒸羸瘦,小便不利,脉快;大补肾汤治精气虚少,骨痿,腰痛,不可行走,虚热冲逆,头目眩,小便不利,脉软而快,都以干地黄为君。可见,干地黄是补肾的正品,干地黄与山茱萸、山药的配伍是补肾的最佳组合,肾气丸以八两干地黄为主,配四两山茱萸和四两山药,目的就是补肾气,恢复肾的功能。肾气旺盛,肾的功能恢复,则脚气少腹不仁、虚劳腰痛,小便不利,少腹拘急、消渴小便多、妇人转胞不得尿、微饮短气等,以及一切因为肾气虚衰、功能减退导致的种种表现,都会随之消失。

方中的三味泻药,泽泻可以利水,泻肾浊;茯苓利水,祛脾湿;牡丹皮泻肝火,这是我们熟知的。

此外,《神农本草经》记载泽泻"养五脏,益气力,肥健,久服耳目聪明";《名医别录》记载的泽泻"补虚损五劳,起阴气,止泄精",这些都是明显的强壮、抗衰老的功效,也就是补肾气的作用。

《神农本草经》记载的茯苓"久服安魂养神,不饥延年";《名医别录》记载的茯苓"长阴,益气力,保神守中",也有强壮、抗衰老的功效,即补肾气的作用。

《神农本草经》记载牡丹皮"安五脏";《名医别录》记载除"五劳,劳气",也有一定的补益作用。

一两桂枝和附子,可以化肾气,即促使精化为气的作用。同时也可以防止方中的地黄、泽泻、牡丹皮等的寒凉。从整体上看,肾气丸的寒热倾向不明显,没有明显的温阳作用,不适合用于治疗肾阳虚衰的虚寒证。后世将肾气丸作为温补肾阳的代表方不符合仲景的意思,也不符合临床实际,张仲景用肾气丸治疗的不是明显的寒证。

【附：肾气丸中的药物在《神农本草经》和《名医别录》中的记载】

（1）干地黄

《神农本草经》：干地黄，味甘寒，主折跌绝筋，伤中，逐血痹，填骨髓，长肌肉，作汤。除寒热积聚，除痹，生者尤良。久服轻身不老。一名地髓，生川泽。

《名医别录》：干地黄，苦，无毒，主男子五劳七伤，女子伤中胞漏下血，破恶血，溺血，利大小肠，去胃中宿食，饱力断绝，补五脏内伤不足，通血脉益气力，利耳目。

并云：生地黄，大寒，主妇人崩中血不止，及产后血上搏，心闷绝，伤身胎动下血，胎不落坠，坠跕折，瘀血留血，衄血吐血，皆捣饮之。

（2）山茱萸

《神农本草经》：山茱萸，味酸平。主心下邪气，寒热，温中，逐寒湿痹，去三虫，久服轻身。一名蜀枣，生山谷。

《名医别录》：微温、无毒。主肠胃风邪，寒热，疝瘕，头脑风，风气去来，鼻塞，目黄，耳聋，面疱，温中下气，出汗，强阴，益精，安五脏，通九窍，止小便利。久服明目，强力。

（3）山药

《神农本草经》：署豫，味甘温。主伤中，补虚羸，除寒热邪气，补中益气力，长肌肉，久服耳目聪明，轻身不饥，延年。一名山芋，生山谷。

《名医别录》：平，无毒。主头面游风、风头、眼眩，下气，止腰痛，补虚劳羸瘦，充五脏，除烦热，强阴。

（4）泽泻

《神农本草经》：泽泻，味甘寒，主风湿痹痛，乳难，消水，养五脏，益气力，肥健，久服耳目聪明。

《名医别录》：咸，无毒，补虚损五劳，除五脏痞满，起阴气，止泄精，消渴，淋沥，逐膀胱三焦停水。

（5）茯苓

《神农本草经》：伏苓，味甘平，主胸胁逆气，忧恚惊邪，恐悸，心下结痛，寒热烦满，咳逆，口焦舌干，利小便，久服安魂养神，不饥延年。一名茯菟，生山谷。

《名医别录》：无毒。止消渴，好睡，大腹淋沥，膈中痰水，水肿淋结，开胸腑，调脏气，伐肾邪，长阴，益气力，保神守中，其有根者，名茯神。

（6）牡丹皮

《神农本草经》：牡丹，味辛寒，主寒热、中风、瘛疭、痉、惊痫邪气，除癥坚，瘀血留舍肠胃，安五脏，疗痈创。一名鹿韭，一名鼠姑。生山谷。

《名医别录》：味苦，微寒，无毒。除时气头痛，客热，五劳，劳气，头腰痛，风噤，癫疾。

（7）附子

《神农本草经》：附子，味辛温，主风寒咳逆邪气，温中，金疮，癥瘕积聚、血瘕，寒湿痿痹拘挛，膝痛，不能行步。

（8）桂枝

《神农本草经》：牡桂，辛温，主咳逆上气，结气喉痹，吐吸，利关节，补中益气。

《名医别录》：甘，大热，有大毒，主脚疼冷弱，腰脊风寒，心腹冷痛，霍乱转筋，下利赤白，坚筋骨，强阴，又坠胎，为百药之长。

（四）后世的演变

1.《肘后备急方》八味肾气丸：干地黄四两，茯苓、薯蓣、桂、牡丹、山茱萸各二两，泽泻、附子（炮）一两。

2.《外台秘要》肾气丸加减方：干地黄八两，山茱萸五两，山药四两，泽泻四两，茯苓三两，丹皮三两，桂心三两，附子二两。治脚气上入，少腹不仁。

3.《备急千金要方》八味肾气丸：干地黄八两，山茱萸、薯蓣各四两，泽泻、牡丹皮、茯苓各三两，桂心、附子各三两。治虚劳不足，大渴欲饮水，腰痛小腹拘急，小便不利。

4.《太平惠民和剂局方》八味丸：宋代陈师文等的八味丸处方为牡丹皮、白茯苓、泽泻各三两，熟干地黄八两，山茱萸、山药各四两，附子（炮、去皮、脐）、肉桂（去粗皮）各二两。久服壮元阳，益精髓，活血驻颜，强志轻身。

5.《严氏济生方》加味肾气丸、资生肾气丸、济生肾气丸：南宋严用和的加味肾气丸是在肾气丸中加川牛膝（去芦，酒浸）、车前子（酒蒸）。处方为熟地黄、官桂、川牛膝（去芦，酒浸）各半两，山茱萸、炒山药、泽泻、茯苓、牡丹皮、车前子（酒蒸）各一两，附子（炮）二个。为细末，炼蜜为丸，梧桐子大，每服七十丸，空腹米饮送下。治肾虚腰重，脚肿，小便不利。

6.《医宗金鉴》桂附地黄丸：熟地黄八两，山茱萸、干山药各四两，牡丹皮、白茯苓、泽泻各三两，肉桂、附子各一两。清·吴谦等《医宗金鉴》将肾气丸中的干地黄易为熟地黄，名桂附地黄丸。治两尺脉弱，相火不足，虚羸少气，王冰所谓益火之源以消阴翳者是也。张永文等统计了257篇用肾气丸的文章，其中64%的处方中用熟地黄，6%的处方中生、熟地黄并用［张永文，樊巧玲，郭郡浩，等.肾气丸证治规律文献研究.安徽中医学院学报，2003，22（2）：25.］。

【附：地黄的演变】

①《神农本草经》之上品。

②宋·苏颂《本草图经》首见熟地黄之名。

③《备急千金要方·卷二十七》始载熟地黄的炮制方法：采地黄，去其须、叶及细根，捣绞取汁，以渍肥者，着甑中，土若米无在以盖上，蒸之一时出，曝燥，更内汁中，又蒸汁，尽止，便干之。亦可直切蒸之半日，数以酒洒之，使周匝至夕出，曝干，可捣蜜丸服之。其炮制过程要求蒸三五遍，质量要求色黑。并述及古法九遍止，也就是熟地黄的炮制过程要求九蒸九晒。生地黄味苦性寒，熟地黄味甘性温。

三、特异性方证

1.虚弱人群的腰痛，无明显寒热征象者，肾气丸主之。

2.虚弱人群小便不利，无明显寒热征象者，肾气丸主之。

3.虚弱人群小便频数，甚至遗尿，无明显寒热征象者，肾气丸主之。

4.虚弱人群少腹拘急，无明显寒热征象者，肾气丸主之。

5.虚弱人群少腹不仁，无明显寒热征象者，肾气丸主之。

6.虚弱人群短气，小便不利，无明显寒热征象和其他伴随证者，肾气丸主之。

7. 肾虚无明显寒热征象者，肾气丸主之。

四、市售的金匮肾气丸

市面销售的有金匮肾气丸、桂附地黄丸、济生肾气丸等。

（一）金匮肾气丸

《中华人民共和国卫生部药品标准·中药成方制剂》

处方：地黄108g，山药27g，山茱萸（酒炙）27g，茯苓78g，牡丹皮27g，泽泻27g，桂枝27g，附子（炙）4.5g，牛膝（去头）27g，车前子（盐炙）27g。

从组方上可以看出，这个"金匮肾气丸"和宋代严用和的"济生肾气丸"（也叫"牛车肾气丸"）相同。

（二）桂附地黄丸

《中华人民共和国药典》（2005年版）处方：肉桂20g，制附子20g，熟地黄160g，山茱萸（制）80g，牡丹皮60g，山药80g，茯苓60g，泽泻60g。

此与清代《医宗金鉴》桂附地黄丸药味相同，药量相近。这是市售的药品中与张仲景《金匮要略》中的肾气丸处方最相近的一种。但还有区别，即肾气丸用桂枝，桂附地黄丸用的是肉桂；肾气丸用干地黄，桂附地黄丸用的是熟地黄。

（三）济生肾气丸

《中华人民共和国药典》（2005年版）处方：肉桂20g，制附子20g，熟地黄160g，山茱萸（制）80g，牡丹皮60g，山药80g，茯苓120g，泽泻60g，牛膝40g，车前子40g。

在桂附地黄丸的基础上倍用茯苓，同时加入牛膝、车前子两味药组成。与市售的金匮肾气丸比较，市售的济生肾气丸用熟地黄而不用生地黄，用肉桂而不用桂枝，车前子不经过盐炙，而且各味药的剂量组成有显著不同，而与宋代严用和的济生肾气丸比较，在药味炮制及剂量上差异更大。

第十七节　清燥救肺汤——肺痿属燥无虚寒

一、《金匮要略》中肺痿的概念存在矛盾

《金匮要略·肺痿肺痈咳嗽上气病脉证治》第 1 条：

问曰：热在上焦者，因咳为肺痿。肺痿之病何从得之？师曰：或从汗出，或从呕吐，或从消渴，小便利数，或从便难，又被快药下利，重亡津液，故得之。

曰：寸口脉数，其人咳，口中反有浊唾涎沫者何？师曰：为肺痿之病。若口中辟辟燥，咳即胸中隐隐痛，脉反滑数，此为肺痈，咳唾脓血。

脉数虚者为肺痿，数实者为肺痈。

《金匮要略·肺痿肺痈咳嗽上气病脉证治》第 5 条：

肺痿吐涎沫而不咳者，其人不渴，必遗尿，小便数，所以然者，以上虚不能制下故也。此为肺中冷，必眩，多涎唾，甘草干姜汤以温之。若服汤已渴者，属消渴。

甘草干姜汤方

甘草四两（炙）　干姜二两（炮）

上咬咀，以水三升，煮取一升五合，去滓，分温再服。

根据第 1 条可知，肺痿的原因是上焦有热，咳嗽；肺痿的病机是重亡津液，即津伤肺燥；肺痿的症状是咳嗽、口中反有浊唾涎沫、脉数虚。

而第 5 条提到的症状有吐涎沫、多涎唾、遗尿、小便数、眩、不咳、不渴；病因为肺中冷；病机为上虚不能制下；治法是温之（温肺化饮）；方是甘草干姜汤。

显然，第 5 条不符合第 1 条肺痿的定义。虽然这两条原文不相符合，但是追究这个问题的人并不多，以中医药院校教材为代表的主流观点认为，肺痿的特征就是"吐涎沫"，有虚寒和虚热两种。

其实，这两条原文不仅不符合，而且截然相反：

第 1 条是热，第 5 条是寒。

第 1 条是津伤肺燥，第 5 条是阳虚寒饮。

第 1 条咳，第 5 条不咳。

第 1 条应该渴，第 5 条不渴。

第 1 条脉虚数，第 5 条应该脉虚迟，最起码不会数。

唯一相同的是"涎沫"，但同中有异。

第 1 条是"口中反有浊唾涎沫"；第 5 条是"吐涎沫""多涎唾"。

因为第 1 条肺痿的病因是热在上焦，重亡津液，本来是津少干燥的特征，如咳嗽痰少、口干鼻燥等，但却会吐出"浊唾涎沫"，这看似与肺痿津少干燥的特征相反，故谓"口中反有"浊唾涎沫，是反常的现象。为什么热在上焦、重亡津液属于肺燥的肺痿口中反而会有"浊唾涎沫"？这个"口中反有浊唾涎沫"和第 5 条的"吐涎沫""多涎唾"是否相同呢？这个疑问不能忽视！

唾，即唾沫，是飞絮样的白沫，不会像水一样从口中流出来；涎，即涎水，很多人会流涎，就是会像水一样从口中流出来。第 1 条属于肺燥的肺痿应该是"浊唾"，浊，即混浊，黏稠；即口中有黏稠的唾沫，不仅不会流出来，甚至会黏在口中，吐不出来，所以是"口中反有"，只是口中有，不会往外吐，或者往外流。而第 5 条阳虚寒饮则应该是涎水很多，不断地吐出来，甚至流出来，所以是"吐涎沫"和"多涎唾"。

二、《黄帝内经》关于燥的概念不规范

《素问·至真要大论》提到了燥可以作为病因，即"夫百病之生也，皆生于风寒暑湿燥火，以之化之变也"。

《素问·阴阳应象大论》提到了燥的特征，即"燥胜则干"。

《素问·至真要大论》提到了燥的治疗原则，即"燥者濡之"。

《素问·四气调神大论》提到了秋季容易伤肺：秋三月，此为容平，天气以急，地气以明……逆之则伤肺，冬为飧泄，奉藏者少。

逆秋气，则太阴不收，肺气焦满。

《素问·金匮真言论》也提到了秋季容易伤肺：西风生于秋，病在肺，俞在肩背。西方色白，入通于肺，开窍于鼻，藏精于肺，故病在背。

《素问·至真要大论》提到了燥伤肺的表现：阳明司天，清复内余，则咳衄嗌塞，心鬲中热，咳不止而白血出者死。

以上这些没有问题。但是《素问·至真要大论》中的病机十九条没有燥；《素问·生气通天论》中季节和病因的关系是"秋伤于湿，上逆而咳，发为痿厥"。这就使燥和季节中的秋季、五脏中的肺的关系不明朗了，燥伤肺的临床表现也不明朗了。这些影响了后世对燥的认识，也影响了对《金匮要略》中肺痿的认识，使肺痿属于肺燥的病机变得模糊，使肺痿的误治变得不可避免。这种影响直到现在，历版的《金匮要略》教材认为，肺痿有虚寒的，肺痿的主要症状是"吐涎沫"，而对"吐涎沫"的具体理解是"口中清水稀涎多，吐出清稀水泡多"。

三、清代喻嘉言基本厘清了燥的概念

直到清代的喻嘉言才明确指出了《黄帝内经》中关于燥的理论存在问题，关于燥，喻嘉言有以下认识。

第一，根据《素问·四气调神大论》"逆秋气，则太阴不收，肺气焦满"，纠正《素问·生气通天论》"秋伤于湿，上逆而咳，发为痿厥"应为"秋伤于燥"。

第二，认为《素问·至真要大论》"病机十九条"中"诸气膹郁，皆属于肺"者，属于肺之燥，非属于肺之湿；"诸痿喘呕，皆属于上"者，上亦指肺，不指心，而且是指肺燥。

第三，根据《素问·至真要大论》"阳明司天，清复内余，则咳衄嗌塞，心鬲中热，咳不止而白血出者死"，认为肺燥的特征性的症状是"出白血"而"白血谓色浅红，而似肉似肺者"。

第四，自制清燥救肺汤，治诸气膹郁，诸痿喘呕。

桑叶（经霜者得金气而柔润不凋，取之为君，去枝梗，净叶三钱）　石膏（禀清肃之气，极清肺热，二钱五分）　甘草（和胃生金，一钱）　人参（生胃之津，养肺之气，七分）　胡麻仁（炒研，一钱）　真阿胶（八分）　麦门冬（去心，一钱二分）　杏仁（泡，去皮尖，炒黄，七分）　枇杷叶（一片，刷去毛，蜜涂炙黄）

水一碗，煎六分，频频二三次滚热服。痰多加贝母、瓜蒌；血枯加生地黄；热甚加犀角、羚羊角，或加牛黄。

喻嘉言厘清了秋燥的概念，提出了肺燥的表现，并制定了治疗肺燥的清燥救肺汤。但他对肺燥和肺痿的关系没有交代得太清楚，对肺燥的特征性表现交代得也不是太明白，使很多人只记住了清燥救肺汤治疗的是"诸气膹郁，诸痿喘呕"，但对其实际含义的理解也不太清楚，事实上绝大多数的人并不会用清燥救肺汤。吴鞠通也只是照抄了喻嘉言的方和解释，没有任何操作方法。

四、现代印会河先生明确了肺痿的概念和治法

真正弄清楚了肺痿的概念和清燥救肺汤用法的，应该是印会河先生。

印会河先生认为，肺痿的病机是肺燥；肺痿的主要临床表现是咳喘、吐白沫。肺燥之轻者表现为无痰之干咳；肺燥之重者，即肺痿则表现为"吐白沫"。肺痿的"吐白沫"有如下特征：一是中间不带痰块；二是胶黏难出；三是必同时伴咽干口燥；四是白沫之泡，小于粟粒，轻如飞絮，结如棉球，经常沾在唇边，吐不下来，绝不是一般的泡沫痰之咳吐甚爽、落地成水者可比。白沫与咳痰清稀的水泡痰（如小青龙汤证），一燥一湿，形同水火，截然相反。

更加重要的是，印会河先生总结了清燥救肺汤的运用经验。凡是咳喘吐白沫不爽者，就是清燥救肺汤证。

至此，概念就清楚了。肺燥为一般概念，肺痿为特殊概念。肺燥包括肺痿，肺痿是肺燥的重症。一般的肺燥表现为咳嗽少痰，或痰中带血，咳吐黏滞不爽，口鼻干燥等；肺燥发展至肺痿则表现为咳喘憋闷，吐白沫黏滞不爽。治疗肺痿的主方即清燥救肺汤。

五、肺痿的特异性方证

咳喘憋闷，痰少黏滞，咳吐不爽，口干鼻燥者，清燥救肺汤主之。

咳喘憋闷，吐白沫黏滞不爽者，清燥救肺汤主之。

第三章

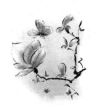

方证：医者日用而不知

《伤寒论》的核心是方证，这是毫无疑问的。医生临证的时候，首先用的是方证，绝大多数时候用的是方证，这也是毫无疑问的。

现在的问题是绝大多数的医生并不认为自己看病的时候用的是方证，原因何在？这是因为绝大多数的医生并没有认真思考过这个问题，或者说绝大多数的医生并没有能力思考这个问题，或者说绝大多数的医生并不认为这个问题有多重要。因为我就是这么在用，说用的是什么方法对一般的医生而言并没有重要性。就像哲学一样，人们无时无刻都在用，但是懂哲学的人并不多，自觉运用哲学来指导行动的人更少。此即"百姓日用而不知，而君子之道鲜矣"。

一、认识到"方证"为《伤寒论》之核心的医家

张仲景的《伤寒论》是所有的医生都必须学习研究运用的书，有很多人留下了学习研究《伤寒论》的著作或论文，从留下来的这些著作和论文中不难发现，能认识到方证的人确实很少，但是，能认识到《伤寒论》的核心是方证的人都很厉害，我们可以随便举例。

（一）中国古代医家

1. 孙思邈

唐代的孙思邈，在其《千金翼方》一篇序文中说："今以方证同条，比类相附，需有检讨，仓卒易知。"在中国历史上，比孙思邈更有名的医生并不多，他不仅有《备急千金要方》和《千金翼方》流传于世，《大医精诚》深入人心，而且他还活了一百多岁。其实他还是传承《伤寒论》的功臣，研究《伤寒论》的权威。在他早期的著作《备急千金要方》中已经收集到了一部分《伤寒论》的内容，并且感叹说，"江南诸师秘仲景要方而不传"。在他的晚期著作《千金翼方》中收集全了《伤寒论》的内容，可见他对收集、整理、研究《伤寒论》所花的心血。从他的医学成就来看，能超越他的人也不多，他的权威性也是不容置疑的，他认为《伤寒论》是"方证同条"，这也

是超越一般人的认识的。

2. 柯韵伯

清代的柯韵伯，研究《伤寒论》独树一帜，著有《伤寒来苏集》，以方类证，以方名证，方不拘经。认为"仲景之方，因病而设，非因经而设，见此症便与此方，是仲景活法（《伤寒论翼·阳明病解第二》）。柯韵伯的学术成就得到了学术界的公认，他的《伤寒来苏集》是学习研究《伤寒论》的必备参考书，我读硕士研究生时的导师李培生教授是第 3 版、第 5 版《伤寒论》教材的主编，那时候的教材是卫生部组织编写的，全国只有一种教材，教材的主编绝对是学术界最公认的学者。第 5 版教材的主编是湖北的李培生教授，副主编是北京的刘渡舟教授，编委是南京的陈亦人教授，这应该是中华人民共和国成立以来《伤寒论》教材最强编写阵容，从而也说明李培生教授在学术界的地位。我们读书的时候，李培生教授就要求我们必须读《伤寒来苏集》，柯韵伯的学术影响，于此也可见一斑。

3. 徐灵胎

清代的另一位牛人徐灵胎，可能是医学界最博学的一位。近代名医程门雪先生有一幅铭联："徐灵胎目尽五千卷，叶天士学经十七师。"徐灵胎先生对医界的影响已经跃然纸上。徐灵胎不仅博学多识，临床经验丰富，而且治学严谨，对学术界影响深远。他研究《伤寒论》的专著叫《伤寒论类方》，认为"不类经而类方"，又认为"方之治病有定，而病之变迁无定，知其一定之治，随其病之千变万化而应用不爽"。仅这寥寥数言，见识已是卓尔超群。

4. 陈修园

清代还有一位影响力巨大的医家陈修园，也可以算清代中医科普型医家，他特别重视方证。他在《长沙方歌括》中说："长沙当日必非泛泛而求，大抵入手工夫，即以伊圣之方为据，有此病必用此方，用此方必用此药，其义精，其法严，毫厘千里之判，无一不了然于心，而后从心变化而不穷。论中桂枝证、麻黄证、柴胡证、承气证等，以方名证，明明提出大眼目，读者弗悟也。然而可以谓之方者，非圣人不能作，非明者不能达。"修园先生所说的和现在的情形何其相似？明明《伤寒论》主要在讲方证，却非要说成是辨证论治不可。

（二）中国近现代医家

以上几位是古代的著名医家，离我们远了点，再看看近现代的几位大家耳熟能详的著名医家。

1. 丁甘仁

丁甘仁先生（1865—1926）是孟河医派最负盛名的医家之一，在当时的上海医界，首屈一指，影响最大。他看病疗效最好，速度最快，诊费最贵，但找他求诊的患者最多。大多数人认为，疗效好那速度就会慢，诊费贵那求诊的人就会少。而丁先生则完全颠覆了人们的认识，又快又好，又贵又多。丁先生是怎么做到的呢？丁先生的弟子陈耀堂先生在《医林寻踪》中说丁先生"在沪行医数十年，求诊者踵踵相接，一个上午要看五六十人。我们十几个学生围坐于先生四周，他切脉问病看苔后，即口授脉案处方。他的处方有一定规格：第一排三味为主药，第二排第一味药常为云茯苓或炙（生）甘草；根据辨证施治原则，结合他几十年的临床经验，已构成一套大致相同的成方。我们抄方抄熟了，只要第一排药读出来后，下面的药即能开出，因此，看病速度极快。虽然时有'相对斯须，便处汤药'的情况，但因这套处方经过千锤百炼，因此卓有显效。"（周凤梧，张奇文，丛林.名老中医之路.济南：山东科学技术出版社，2005：220.）丁先生看病又快又好的原因就是，他善于总结和运用特异性方证。

2. 叶橘泉

叶橘泉先生（1896—1989）是现代有影响的中医学家，也是方证学说的倡导者、实践者。他在 20 世纪 20 年代就开始重视方证，并不断地向中医界呼吁"应该重视中医方证学的研究"。

1956 年，叶橘泉先生在《中医杂志》第 7、8 期上发表了翻译自日本医家矢数道明的文章《中医学骨干——"方"与"证"的研究（上、下）》。

1958 年，他在《中医杂志》第 12 期上发表《辨证论治的关键——"证"与"方"》，文章中说：中医诊断，不是以病名为对象，而是以患者具体的个体为对象，所以如果要求一个对任何人所患的某一种疾病（例如肺结核或肾脏病等）都有效的药方是没有的。但是任何疾病具有对某一药方和适应证时，应用这个药方，都能治愈，换句话说，"证"与"方"相适应，则这个

"方"可对任何疾病都有效。所谓辨证论治,不是漫无边际的,肯定疗效,推广应用,针对主要的症候群和适应证的主要方剂必须固定下来,当然必要时应随证加减。这种事例在张仲景的《伤寒论》经典方剂的应用上体现得最为突出。文章中列举了桃核承气汤方证的运用规律和病例,有理有据。

叶先生的地位很高,影响很大,但是,对于叶先生所倡导的方证,中医界并没有太多的响应,依然故我地在坚持漫无边际的辨证论治。

3. 胡希恕

胡希恕先生(1898—1984),著名的临床家,胡先生的学术现在流行正旺。胡希恕先生强调的是,"方证是辨证论治的尖端","有是证用是方,有是药证用是药",重点学好用好"常遭遇的方证"。这才是能抓住《伤寒论》要点的临床家的有得之言。学好掌握张仲景为我们提供的方证,根据张仲景的理论,结合自己的临床实践总结探索常用的方证,是获得疗效的前提。对尚无方证可用的就用辨证论治。这是胡先生获得疗效,获得赞誉的原因。刘渡舟先生赞扬胡希恕先生说:"每当在病房会诊,群贤齐聚,高手如云,唯先生能独排众议,不但辨证准确无误,而且立方遣药,虽寥寥几味,看似无奇,但效果非凡,常出人意料,此皆得力于仲景之学也。"能得到刘渡舟先生的如此评价,其在学界的影响也就可想而知。

4. 江尔逊

江尔逊先生(1917—1999),四川名医,现代著名的伤寒临床家。临床奉行病证合勘,方证相应。

江先生在临证中发现,辨证论治并非完美,辨证的质量不仅要受一系列客观因素的影响,更难免受一些主观因素,如医者的学术水平、见解及临床思维状态等的制约。这样对同一患者的同一疾病阶段,不同的医者就可能做出不同的辨证及诊断。临床还可见到学验俱丰且难分轩轾的几位名老中医会诊时出现这种局面,试问哪一位更臻于"认证无差"的化境呢?辨证法认为,差异就是矛盾。他们由于学术见解与临床思维的不同,而在提取和利用四诊信息时所显示出的差异,乃是辨证论治体系无法解决的矛盾。纵然辨证无困惑,而选方时亦能产生困惑。因为根据辨证结论而确立了相应的治法之后,可供遣选的方剂绝不止一首,一种治法可统率多首方剂。例如最常见的风寒咳嗽,其治法为疏风散寒,宣肺止咳,可选用金沸草散、杏苏散、止嗽散等，到底哪一首是高效方呢？或谓只要化裁惬当，每一首都是高效方。果真如此吗？江先生谓：条条道路通罗马，并非每一条都是捷径。

如此看来，在实施辨证论治时，由于在辨证和选方两个关键环节上都有可能产生困惑，医生有时颇难预测疗效，更遑论追求高效矣。江先生认为，大约仲景当年亦曾顾虑及此吧，故他在创立辨证论治的同时，又推出了方证对应。江先生 60 多年的临床经验证明，辨证论治鞭长莫及或捉襟见肘之处，便显示出方证对应的优越性来。

江先生强调，方证对应，即"有是证用是方"的治疗原则。临床证候只要与仲景的描述契合，有时"但见一证便是"，即可信手拈来，而不必受八纲、脏腑、病因等辨证方法的限制。这实际上是在重复仲景当年的治病实践，颇有执简驭繁、驾轻就熟之妙。并且认为，方证对应是准确运用经方的一条捷径，有助于发掘运用高效经方。除了运用仲景的方证，江先生还在临床中摸索总结了不少高效的方证。

5. 刘渡舟

刘渡舟先生（1917—2001），现代伤寒学界绝对的大咖，晚年对《伤寒论》中的方证予以高度重视。1980 年在《北京中医学院学报》第 2 期发表"运用经方的关键在于抓主证"；1981 年在《辽宁中医杂志》第 9 期发表了"《伤寒论》方证概述"；1983 年出版了《新编伤寒论类方》。下面是刘渡舟先生对方证的论述：

《伤寒论》这堵墙很厚，怎样才能穿入？这是一个至关重要的问题。

我不遗余力地为之上下求索。有一次看到晋代皇甫谧的《甲乙经序》，才得到了答案。

宋·林亿《伤寒论序》云："夫《伤寒论》盖祖述大圣人之意，诸家莫其伦拟，故晋·皇甫谧序《甲乙经》云：伊尹以元圣之才，撰用《神农本草》以为《汤液》，汉张仲景论广《伊尹汤液》为十数卷，用之多验。近代太医令王叔和撰次仲景遗论甚精，皆可施用。是仲景本伊尹之法，伊尹本神农之经，得不谓祖述大圣人之意乎？"

我从"仲景本伊尹之法""伊尹本神农之经"两个"本"字中悟出了中医是有学派之分的，张仲景乃神农学派的传人，所以，要想穿入《伤寒论》这堵墙，必须从方证的大门而入。

《伤寒论》的方，叫做"经方"，《伤寒论》的证，又叫"证候"。认识疾病在于证，治疗疾病则在于方。方与证乃伤寒学的关键，而为历代医家所重视，所以"方证相对论"的提出，起到了非凡的积极作用。

刘渡舟先生说"方与证乃伤寒学的关键"是准确的，但说"而为历代医家所重视"则应改为"为历代有见识的医家所重视"。因为历代都是少数顶尖的医家重视方证，大多数的人并不认为方证重要，现在仍然如此。

6. 黄煌

黄煌先生（1954 年生人），江苏省江阴市人。南京中医药大学教授，著名的伤寒学家、临床学家，也是著名的仲景学说传播学家。在中医界影响巨大，学《伤寒论》的人可能都对黄先生崇拜而熟悉，不过大家要注意啦，黄先生是倡导方证的。

黄先生认为，方证相应说是探讨临床处方药物应用规律的学说之一。该学说首见于《伤寒论》，后经众多医家的发挥，成为中医临床的原则和方法。方证相应说强调方与证的对应性，证以方名，方为证立，方随证转；临床上重视抓主证，有是证则用是药，无是证则去是药，而不受病名的约束。方证相应说在理论上有鲜明的特色，在临床上也有较大的实用价值，是中医基础研究的重要内容。方证相应说的研究也是实现中医现代化阶段性目标的必要途径，具有极大的现实意义，应当引起中医界的重视。

黄先生强调，明确的应用指征对于方剂来说是至关重要的。有方必有证，有证方能成方。历代中医的方剂数量是惊人的，《中医方剂大辞典》收方 10 万余首，但真正有明确应用指征的方剂却不多，而且主要集中在《伤寒论》《金匮要略》以及唐宋方书中。这些方剂配伍严谨，指征明确，只要对证用药，则临床疗效比较肯定。

有是证，用是方，方与证的关系，是相对应的，两者浑然一体。方证相应是取效的前提和条件。方证相应了，就是特效方，就是必效方。不对应，就是无效方。所以，一个中医临床医生的实际工作能力的标志，就在于能否识别方证或药证。

黄先生强调："对经方派中医来说，'方证相应'永远是临证追求的最高境界。"

任应秋先生说：我看到过一些有经验的老先生，使用经方的疗效都非常好，其关键还是"方证相合"。

胡希恕先生的弟子冯世纶先生说：历代运用经方或时方的名医，虽然学术体系各异，但都能应用其方药治好疾病，最关键的原因在于暗合"方证对应"。

倡导方证的名家还有曹颖甫、陆渊雷、祝味菊、恽铁樵、包识生、范文甫、岳美中、吴佩衡、范中林等。

（三）国外医家

除了中国的一些名家，还有日本的名医倡导方证的。最具有代表性的是与徐灵胎同时代的日本汉医古方派代表吉益东洞，对仲景方证相应的思想推崇到了极致，认为"医之学也，方焉耳"，"《伤寒论》唯方与证耳"，"医之方也，随证而变，其于证同也，万病一方，其于证变也，一病万方"。其著作《类聚方》只述方证，不及方意药理，识证更重视实证。是日本汉医古方派的代表人物。

前面在介绍叶橘泉先生时提到过的日本医家矢数道明（1905—2001）是倡导方证的现代医家。

二、强调特异性方证的原因

虽然有这些著名的医家倡导方证，但是认为方证重要的医生还是极少数，大多数的人还是不承认方证。

我提出方证是《伤寒论》的核心；"特异性方证"是方证中的精华，是医学的最高境界，原因有三。

其一是方证强调的还不够，这足以影响中医的规范、疗效和传承。

其二是现有的方证，包括《伤寒论》中的方证，证和方之间的关联程度并不一样，方对证的疗效并不一样，如果能达到药到病除的方证，就可以称为"特异性方证"。显然，医学追求的是能够药到病除的"特异性方证"。"特异性方证"除了《伤寒论》中"主之"的方证，上述的这些医家也自己摸索出了一些"特异性方证"，我认为，医学要朝着这个方向去努力。

其三是医学必须规范。没有规范就难以获得疗效，即使有疗效也难以传承。规范的前提是确定性，中医治疗的单位是证，证必须确定，证确定以后，再针对证研究有效的方。如果方对证的疗效肯定，能够药到病除，这就是"特异性方证"，就要确定下来，成为规范。中医的规范要以方证为基础。

我在学医的过程中，跟过的老师也有几十位，而且大多是名医。他们的主攻方向和领域不同，但模式相同。都是在学习掌握张仲景的理论和方证的基础上，根据自己的研究领域摸索出一套常用的方证体系，临床上主要用方证，先用方证，在遇到不熟悉的疾病或尚无成型方证可用的时候才用辨证论治。大家想一想，哪个有名的医生每天不得看大几十或者上百人，不用方证是不可能看完这么多患者的。不懂方证的医生对患者多的医生不理解，认为他们一天看那么多的患者是不可思议的，但这些医生却看病又快又好，患者越来越多。大家可以去算时间，如果按照现在所谓的"辨证论治"，这个程序走下来，每个患者应该用多少时间，按照这么算下来，每天最多能看多少人？我的学生中很多人经常会每天看上百位患者，多的时候会达到二百人。他们是怎么做到的？我对学生的要求其实很简单，背会《伤寒论》《金匮要略》《温病条辨》，掌握其中的主要方证，然后跟我看病，学我常用的方证，自己再去摸索一些方证。我2009级的硕士研究生郭理想，毕业以后去了新疆克拉玛依市中心医院，每天看诊的患者都会过百，多的时候会到二百，别人问他用的什么方法在看病？为什么一天能看这么患者，而且疗效还不错，他说我用的就是我的老师教给我的方法。

1982年我刚参加工作的时候，侍诊湖北省沔阳县（现在改成仙桃市）中医院的老中医陈琴舫先生，陈先生家世代业医，是全国名老中医，已经七十多岁，在小儿科，患者很多，看病很快，效果也好。陈先生告诉我，对常见病多发病的常见证要有相对成熟的治疗方案，即有有效的方可用，对不同时期的多发病，要尽快总结规律，找到主要的证，确定针对性的方。这样治病的速度才会快，效果才会肯定。

我读博士研究生时的导师时振声先生，是当时西苑医院患者最多的医生。我侍诊时先生3年，毕业后也常去侍诊，时先生看病很快，他的常用方我很熟，我写方总是感觉很赶。时先生除了很熟练地用伤寒、金匮、温病的方以外，对常见肾病及肾病的主要临床问题，都有自己成熟的治疗方案和有针对性的方。我给大家讲过的"特异性方证"之一，"慢性肾衰尿毒症发热者，小柴胡汤主之"，就是时先生教给我的。

1996年我在柳州市中医院工作了一段时间，这里有一位戴一权先生，患者很多，疗效很好。我去侍诊戴先生，他半天要看大几十人，他看完了就说方，几个助手帮他写处方，他说的好多方都是自己摸索出来的，我不懂，我只能等他看完病了再去向他请教。

胶柱鼓瑟地用辨证论治的人大多数都不是真正认真读书看病的医生。有的医生，既没有认真读过书，也没有什么临床积累，凭的就是点派头，当然就只能慢慢辨证论治了。

第四章

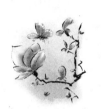

关于『特异性方证』的讨论

2016 年 11 月，我将"特异性方证"的一组文章发表在我的微信公众号"肖相如频道"（ID：xiaoxiangru0011），即刻引起了学术界的讨论。学术讨论是必需的，这些讨论也是大家关心的问题，作为附篇以供参考，也欢迎大家继续讨论。

文章一 "经方"应该是"经方证"

2016/7/18

"经方"很热，"经方"应该改成"经方证"。

"经方"指的是张仲景《伤寒杂病论》中的方。张仲景被尊为"医圣"，他的书被奉为经典，书中的方就成了"经方"，原意是"经典中的方剂"。因为张仲景的方被称为"经方"，张仲景以后其他医家的方就称为"时方"。

判断"方"的好坏，首先是组成是否合理，配伍是否有技术含量。比如说同是补肾阴的方，六味地黄丸就比左归丸好。六味地黄丸好在补肾为主，三阴并补；以补为主，三补三泻。用地黄补肾阴为主，用山药补脾，同时也有补肺肾的功效，用山茱萸补肝。因为肾主水，肾阴虚会导致虚火旺，同时肾阴虚会影响主水的功效，产生湿浊，故在用地黄补肾的同时，配泽泻泻虚火，泻肾浊；用山茱萸补肝，因为肝阴虚容易产生虚火，故用牡丹皮泻肝火，同时也可以泻肾阴虚产生的虚火；用山药补脾，因为脾主运化水湿，脾虚容易生湿，所以配茯苓渗脾湿。方中有以补为主的静药，也有以泻为辅的动药，补而不滞，泻而不伤，可以有效防止所谓的"虚不受补"。张景岳认为六味地黄丸补的力量不够，又补又泻，用药不纯，所以他的左归丸就去掉了泻药，再加上一些补肾的药，他认为这样补的作用更强，实则是失去了配伍技巧，没有了技术含量，变成了"蛮补""呆补"。六味地黄丸是宋代的钱乙在张仲景肾气丸的基础上化裁而成，配伍的技术来源于张仲景，是从经方变化而来的时方。从配伍技术而言，经方无疑是顶尖的，这也是大家崇尚经方的原因所在。

判断"方"的好坏，还有一个更重要的标准，是有没有确切的疗效。疗效的前提是明确的适应证。方不是说功效越多越好，适应证越广泛越好，而是功效越专越好，适应证越明确越好。我们不可能奢求一个方能够治好很多的证，医学最想达到的境界是"方到证除"。一个方应该肯定地解决一个证。一个方还可不可以同时解决其他的证是在其次的，能肯定地解决一个证，有没有其他的功效无关紧要。张仲景的"经方"除了组成合理，配伍技术含量高以外，更重要的是，方都和证紧密地联系在一起。《伤寒杂病论》由条文构成，绝大部分条文格式相同，前面是证，后面是方，方证同条，讨论的是方和证的关系，就是方和证的关联程度有多高。

比如桂枝汤，对 12、13 条的证就是"主之"，对 44、45、53、54 条等的证就是"宜"，对 15、24、25 条的证就是"与或可与"，对 16、17、19 条的证是"不可与"。桂枝汤和不同证的关系很明确，对 12、13 条的证，用桂枝汤就可以获得方到证除的肯定疗效；对 16、17、19 条的证，用桂枝汤就不会有效，甚至会有副作用。

因此，张仲景的方，也就是经方，除了方本身的配伍很好以外，更重要的是方有明确的适用范围，方永远都和证联系在一起。如果离开了证而谈方，对医学、对临床的意义不大。

比如桂枝汤，离开了张仲景确定的证，就并不能认为有多好。对血虚证，桂枝汤就不好，不会比四物汤好；对血分证，桂枝汤就不好，不会比犀角地黄汤好。

《伤寒杂病论》的核心是方证，学习《伤寒杂病论》首先要抓住方证，明确方和证的关系。如果仅仅谈方，则后世很多医家的方在数量上比张仲景的方多很多，配伍合理的方也并不少，没有《伤寒杂病论》影响巨大而深远的原因，就是没有将方和证的关系弄明确。

所以学《伤寒杂病论》仅仅学"经方"是不够的，必须是"经方证"。

文章二 对"以死方应对变化无穷病"的担忧

2016/11/30

"人是活的，病是变的，而方子是死的，以一张死方去应对变化无穷的病，是违背《伤寒论》精神的。"

这是一些朋友的担忧。

人是活的，病是变的，方是死的，死方怎么能应对活人变化的病？确实如此，针对活人变化的病，医学是不能治疗的，所以医学要研究证，每一个证必须是确定的。

人是活的，病是变的，完全没错。患者的证也是可以变的，这也没错。但是医学上证的概念却不能变。患者开始可以是桂枝汤证，以后可以变化成桂枝加葛根汤证，医生只能判断成患者的证变了，不能判断成证的概念变了。医生不能因为给患者在桂枝证时用了桂枝汤，当变成了桂枝加葛根汤证时还用桂枝汤。这就是活的人，变的病，永远不变的方证。

证也可以变化，但变化了的证就不是变化前的证了，变化前的证必须有与之相适应的方，变化后的证也必须有与之相适应的方，这就是方证。"特异性方证"就是要找到与证有特异性关联，能够药到病除的方，反复强调的都是方和证的适用关系，从来没有说过"用一张死方去应对无穷变化的病"。"特异性方证"无论怎么理解都不可能理解成"用一张死方去应对无穷变化的病"。

我所强调的《方证是<伤寒论>的核心》《"特异性方证"是医学的最高境界》完完全全来源于《伤寒论》的实际内容。

无论人怎么变，病怎么变，只要你表现出《伤寒论》第 12、13 条的证，那就是桂枝汤主之。

只要你表现出《伤寒论》第 42、44、53、54、57 条等的证，那就是宜桂枝汤。

只要你表现出《伤寒论》第15、25条前半段的证，那就可与桂枝汤。

只要你表现出《伤寒论》第16条后半段、17、19条的证，那就不可与桂枝汤。

如果在桂枝汤证的基础上出现"项背强几几"，那就是桂枝加葛根汤主之；与之相类似的还有桂枝去芍药汤证、桂枝去芍药加附子汤证、桂枝加厚朴杏子汤证、桂枝加附子汤证、桂枝加芍药生姜各一两人参三两新加汤证等。

如果出现《伤寒论》第23条的证，那就宜桂枝麻黄各半汤。

《伤寒论》强调的是方证，方和证之间的适用程度不一样。"特异性方证"是方和证之间适用程度最高的级别，可以达到药到病除的特效，所以医学要追求"特异性方证"。

"特异性方证"不可能理解成用一个方去治疗所有的证。这是混淆了人、病、证的概念。

【附：文章中所提到的条文】

太阳中风，阳浮而阴弱，阳浮者，热自发，阴弱者，汗自出；啬啬恶寒，淅淅恶风，翕翕发热，鼻鸣干呕者，桂枝汤主之。（12）

太阳病，头痛，发热，汗出，恶风，桂枝汤主之。（13）

太阳病，外证未解，脉浮弱者，当以汗解，宜桂枝汤。（42）

太阳病，先发汗，不解，而复下之，脉浮者不愈。浮为在外，而反下之，故令不愈。今脉浮，故知在外，当须解外则愈，宜桂枝汤。（45）

病常自汗出者，此为荣气和，荣气和者，外不谐，以卫气不共荣气谐和故尔，以荣行脉中，卫行脉外，复发其汗，荣卫和则愈，宜桂枝汤。（53）

病人脏无他病，时发热自汗出而不愈者，此卫气不和也，先其时发汗则愈，宜桂枝汤。（54）

伤寒发汗，已解，半日许复烦，脉浮数者，可更发汗，宜桂枝汤。（57）

服桂枝汤，大汗出，脉洪大者，与桂枝汤，如前法；若形似疟，一日再发者，汗出必解，宜桂枝二麻黄一汤。（25）

太阳病，下之后，其气上冲者，可与桂枝汤，方用前法；若不上冲者，不得与之。（15）

太阳病三日，已发汗，若吐，若下，若温针，仍不解者，此为坏病，桂枝不中与之也。观其脉证，知犯何逆，随证治之。桂枝本为解肌，若其人脉浮紧，发热汗不出者，不可与之也。常须识此，勿令误也。（16）

若酒客病，不可与桂枝汤，得之则呕，以酒客不喜甘故也。（17）

凡服桂枝汤吐者，其后必吐脓血也。（19）

太阳病，项背强几几，反汗出恶风者，桂枝加葛根汤主之。（14）

喘家作，桂枝汤加厚朴、杏子佳。（18）

太阳病，下之微喘者，表未解故也，桂枝加厚朴杏子汤主之。（43）

太阳病，发汗，遂漏不止，其人恶风，小便难，四肢微急，难以屈伸者，桂枝加附子汤主之。（20）

太阳病，下之后，脉促，胸满者，桂枝去芍药汤主之；若微寒者，桂枝去芍药加附子汤主之。（22）

发汗后，身疼痛，脉沉迟者，桂枝加芍药生姜各一两人参三两新加汤主之。（62）

太阳病，得之八九日，如疟状，发热恶寒，热多寒少，其人不呕，清便欲自可，一日二三度发。脉微缓者，为欲愈也，脉微而恶寒者，此阴阳俱虚，不可更发汗、更下，更吐也；面色反有热色者，未欲解也，以其不能得小汗出，身必痒，宜桂枝麻黄各半汤。（23）

文章三　医学有捷径吗

2016/12/1

"如果按照这样讲，就像一个萝卜一个坑，发热吃退烧药，感冒吃感冒药，不用医生，患者自己就能看好病，家中常备《伤寒论》就行了。而且医生的作用无非是照葫芦画瓢。可是如果病不是按照书上长的呢，开什么药啊？以上个人见解，如有冒犯请原谅，谢谢。"

这是有的朋友读了我们关于《"特异性方证"是医学的最高境界》的系列文章之后产生的担忧。

担忧的要点有四：一是医学不能是一个方肯定地治好一个证；二是担忧会像西医那样；三是这样一个证有一个肯定可以药到病除的方太简单；四是病不会完全和书上一样。

如果能"像一个萝卜一个坑"那样，一个证能有一个药到病除的方，这有可担忧的地方吗？医学应该担忧的是，面对一个证，没有疗效肯定的方。

如果你担忧的是一个证一个证地治疗多麻烦呀，难道医学要研究所有的证，医生要记住所有的证、记住所有的针对证的方吗？不好意思啊，医学没有捷径，疾病有多少证，医学就得研究多少证的治疗方法，难道你以为一个方就能治疗所有的证吗？

如果能像你所说，"发热吃退烧药"烧就退了，"感冒吃感冒药"感冒就好了，这有可担忧的地方吗？应该担忧的是发热吃了药烧不退，感冒吃了药感冒不好。其实西医没有你说的这么简单，西医的一切努力都为了寻找针对疾病病因的治疗方法，一旦有了针对病因的特异性治疗方法，疾病也就可以治好了，很多以前没法控制的疾病因为有了西医的疫苗就得到了控制，这没有什么值得担忧的。只是西医对所有的疾病而言，能针对病因进行特异性治疗的病种还太少，这才是值得担忧的。就像中医针对所有的证，其中有"特异性方证"可用的还太少一样，这才是值得担忧的地方。

医学就是要一个证一个证地去解决，没有捷径。

医学的目标就是要治好病，中西医的切入点不同。

西医的目标就是针对导致疾病的病因，寻找特效药，如针对导致感染性疾病的细菌寻找有效的抗生素，针对病毒性疾病寻找有效的抗病毒药，针对寄生虫类疾病寻找有效的抗寄生虫的药，针对基因的改变寻找修复基因的方法等，只能一个病一个病地去解决，不可能奢求用一种方法去解决所有的疾病。

中医的目标就是针对人体在疾病的过程中出现的各种证，寻找特效方。因为在中医体系形成的时期没有技术手段对人体和疾病进行微观的结构研究，虽然不可能像西医那样确定疾病的具体病因，针对具体病因进行研究，但无论什么原因导致疾病，人体的状态会发生变化，这种状态的变化就是中医的证。比如，无论西医研究认为是什么原因导致人体出现发热、恶寒、无汗、头身疼痛、脉浮紧等变化，那就是麻黄汤证；出现发热、恶寒、汗出、脉浮缓，那就是桂枝汤证。人体状态的变化是医生不必借助任何工具就能感知的，研究证的规律，解决疾病的过程中出现的证，就是中医治疗的落脚点。中医虽然也有疾病的概念，如《伤寒论》中的太阳病、阳明病，《金匮要略》中的胸痹心痛、肺痈、肺痿等，但疾病还不是中医治疗的单位，必须落实到证才能进行治疗。仅仅有太阳病没有具体的治疗方法，必须是太阳病桂枝证才能确定桂枝汤主之。现在中医也研究治疗如肝炎、肾病综合征等疾病，但这些疾病同样还不是中医的治疗单位，也必须落实到证才能治疗。

医学的目标就是西医寻找针对病的特效药，中医寻找针对证的特效方，只有每一个病都有了特效药，每一个证都有了特效方，医学才有可能达到征服所有疾病的目标。

病不会长得和书上完全一样，这告诉我们两件事：一是医学还没有完全掌握所有疾病的规律，这需要医学的不懈努力，医学任重而道远；二是医生的水平还不够，每一个患者的证虽然不会完全和书上的证一样，但证的特征和规律是不会变的，问题在于医生是不是掌握了证的特征和规律，有没有能力对一个患者同时出现的数种证进行区分，并根据不同的证的主次、轻重、缓急进行合理地治疗，这在《伤寒论》中有充分体现，需要自己进行总结，我们也曾经发表过这样的文章。

文章四　证和症的纠结

2016/12/2

"纵览肖老师所有文章，所谓的特异性方证，其实是特异性方症。从症状下手，去套方子，如呕而发热，小柴胡汤主之，呕和发热都是症状，而不是证候，呕而肠鸣，心下痞，也是症状，而不是证候，所以，肖老师的特异性方证其实质与名称也不相符，确切地说应是特异性方症，方症对应，以症统方，临床中见所有的呕而发热皆用小柴胡汤主之显然是错误命题，也不符合客观实际，应该是在少阳之证的前提下，见呕而发热之症才用小柴胡汤主之。"

上面是有些朋友的担忧。认为没有弄清楚证和症，不能从症状下手，去套方子。

我们看看《伤寒论》中的实际内容。

一、《伤寒论》中的小柴胡汤证

1. 主证

口苦，咽干，目眩。（273）

两耳无所闻，目赤，胸中满而烦。（264）

脉弦细，头痛发热。（265）

往来寒热，胸胁苦满，默默不欲饮食，心烦喜呕。（96）

腹痛（藏府相连，其痛必下，邪高痛下，故使呕也。（97）

不能食，而胁下满痛，面目及身黄，颈项强，小便难者。（98）

身热恶风，颈项强，胁下满，手足温而渴。（99）

2. 或然证

或胸中烦而不呕，或渴，或腹中痛，或胁下痞硬，或心下悸，小便不利，或不渴，身有微热，或咳。（96）

《伤寒论》中的小柴胡汤证起码有上面这些，这些证都出现肯定是可以用小柴胡汤的。

不过张仲景认为，临床用小柴胡汤并不需要"小柴胡汤证悉俱"，而是"伤寒中风，有柴胡证，但见一证便是，不必悉具"（101）。

二、张仲景"但见一证便是"的例子

【原文一】 太阳病，十日以去，脉浮细而嗜卧者，外已解也。设胸满胁痛者，与小柴胡汤。脉但浮者，与麻黄汤。（《伤寒论》37）

柴胡证：胸满胁痛。

【原文二】 伤寒六七日，发热微恶寒，支节烦疼，微呕，心下支结，外证未去者，柴胡加桂枝汤主之。（《伤寒论》146）

柴胡证：微呕，心下支结。

【原文三】 伤寒五六日，呕而发热者，柴胡汤证具，而以他药下之，柴胡证仍在者，复与柴胡汤。此虽已下之，不为逆，必蒸蒸而振，却发热汗出而解。若心下满而硬痛者，此为结胸也，大陷胸汤主之；但满而不痛者，此为痞，柴胡不中与之，宜半夏泻心汤。（《伤寒论》149）

柴胡证：呕而发热。

【原文四】 阳明病，发潮热，大便溏，小便自可，胸胁满不去者，小柴胡汤主之。（《伤寒论》229）

柴胡证：胸胁满不去。

【原文五】 阳明病，胁下硬满，不大便而呕，舌上白胎者，可与小柴胡汤。上焦得通，津液得下，胃气因和，身濈然而汗出解也。（《伤寒论》230）

柴胡证：胁下硬满、呕。

【原文六】 呕而发热者，小柴胡汤主之。（《伤寒论》379，《金匮要

略·呕吐哕下利病脉证治》15）

柴胡证：呕而发热。

【原文七】伤寒瘥已后，更发热者，小柴胡汤主之。脉浮者，以汗解之；脉沉实者，以下解之。（《伤寒论》394）

柴胡证：伤寒瘥已后，更发热。

【原文八】诸黄，腹痛而呕者，宜柴胡汤。必小柴胡汤，方见呕吐中。（《金匮要略·黄疸病脉证并治》21）

柴胡证：诸黄，腹痛而呕。

【原文九】产妇郁冒，其脉微弱，不能食，大便反坚，但头汗出。所以然者，血虚而厥，厥而必冒。冒家欲解，必大汗出。以血虚下厥，孤阳上出，故头汗出。所以产妇喜汗出者，亡阳血虚，阳气独盛，故当汗出，阴阳乃复。大便坚，呕不能食，小柴胡汤主之。方见呕吐中。（《金匮要略·妇人产后病脉证治》2）

柴胡证：呕不能食。

【附：小柴胡汤证的相关条文】

少阳之为病，口苦、咽干、目眩也。（《伤寒论》263）

少阳中风，两耳无所闻，目赤，胸中满而烦者，不可吐下，吐下则悸而惊。（《伤寒论》264）

伤寒，脉弦细，头痛发热者，属少阳。少阳不可发汗，发汗则谵语，此属胃，胃和则愈，胃不和，则烦而悸。（《伤寒论》265）

伤寒五六日，中风，往来寒热，胸胁苦满，嘿嘿不欲饮食，心烦喜呕，或胸中烦而不呕，或渴，或腹中痛，或胁下痞硬，或心下悸，小便不利，或不渴，身有微热，或咳者，与小柴胡汤主之。（《伤寒论》96）

血弱气尽，腠理开，邪气因入，与正气相搏，结于胁下，正邪分争，往来寒热，休作有时，嘿嘿不欲饮食。脏腑相连，其痛必下，邪高痛下，故使呕也。小柴胡汤主之。服柴胡汤已，渴者，属阳明也，以法治之。（《伤寒论》97）

得病六七日，脉迟浮弱，恶风寒，手足温，医二三下之，不能食，而胁下满痛，面目及身黄，颈项强，小便难者，与柴胡汤。后必下重，本渴，而饮水呕者，柴胡汤不中与也。食谷者哕。（《伤寒论》98）

伤寒四五日，身热恶风，颈项强，胁下满，手足温而渴者，小柴胡汤主之。（《伤寒论》99）

伤寒，阳脉涩，阴脉弦，法当腹中急痛者，先与小建中汤；不瘥者，与小柴胡汤主之。（《伤寒论》100）

伤寒中风，有柴胡证，但见一证便是，不必悉具。凡柴胡汤病证而下之，若柴胡证不罢者，复与柴胡汤，必蒸蒸而振，却发热汗出而解。（《伤寒论》101）

太阳病，过经十余日，反二三下之，后四五日，柴胡证仍在者，先与小柴胡汤。呕不止，心下急，郁郁微烦者，为未解也，与大柴胡汤下之，则愈。（《伤寒论》103）

伤寒十三日不解，胸胁满而呕，日晡所发潮热，已而微利。此本柴胡证，下之而不得利，今反利者，知医以丸药下之，非其治也。潮热者实也，先宜小柴胡汤以解外，后以柴胡加芒硝汤主之。（《伤寒论》104）

妇人中风，七八日，续得寒热，发作有时，经水适断者，此为热入血室，其血必结，故使如疟状，发作有时，小柴胡汤主之。（《伤寒论》144）

伤寒五六日，头汗出，微恶寒，手足冷，心下满，口不欲食，大便硬，脉细者，此为阳微结，必有表，复有里也。脉沉，亦在里也。汗出为阳微，假令纯阴结，不得复有外证，悉入在里，此为半在里半在外也。脉虽沉紧，不得为少阴病，所以然者，阴不得有汗，今头汗出，故知非少阴也，可与小柴胡汤。设不了了者，得屎而解。（《伤寒论》148）

阳明中风，脉弦浮大而短气，腹都满，胁下及心痛，久按之气不通，鼻干不得汗，嗜卧，一身及面目悉黄，小便难，有潮热，时时哕，耳前后肿，刺之小瘥。外不解，病过十日，脉续浮者，与小柴胡汤。脉但浮，无余证者，与麻黄汤；若不尿，腹满加哕者，不治。（《伤寒论》231）

文章五　证难以确定的担忧

2016/12/3

肖相如按： 这个问题已经有同学们讨论过，这次是我的观点，欢迎继续讨论。

"如果特异性方证是普适性规律，即所有的证都有或者说应当有特异性的方对应。那么如何去辨证？我们知道西医学通过临床表现（症状、体征）、病史、辅助检查确定对疾病的诊断并进行针对性治疗（如特效药），其确定疗效的前提是明确的诊断和已研发特异性的药物。中医学想保证确定的疗效，首先应该有确定的或准确的证，但中医所有的证都能确定和准确吗？医生的诊断水平及思维方式，患者的描述，甚至情绪、天气等原因都可能影响医生对证的诊断。如果证是不能确定的，证所对应的方能有确定的疗效吗？"

证难以确定，怎么办？这是有些同学的担忧！这也是中医存在的问题，也是中医疗效难以肯定的根源。

一、证并不难确定

发热、恶寒、无汗、头痛、身痛、腰痛、骨节疼痛、脉浮紧，这就是麻黄汤证；发热、恶寒、汗出、脉浮缓，这就是桂枝汤证；正在心下，按之则痛，脉浮滑，这就是小陷胸汤证；高热、大汗、口渴、脉浮滑，这就是白虎汤证等。

《伤寒论》中的证很确定，治疗证的方也很确定，疗效很肯定，所以能够流传。

显然，证并不是不能确定，中医也并不是不能确定。

现在的中医是有意放弃证的确定性，放弃对证有肯定疗效的确定的方，专门把中医弄的不确定，把《伤寒论》中无方可用时的无奈之举"观其脉证，知犯何逆，随证治之"这个没有任何确定性的灵活的原则作为主要优势来突出。害怕中医有确定性，认为确定的东西是死的，太简单，没有技术含量，不能体现中医的水平。其结果就是，对于同一个患者，不同的中医来治疗，开出的方基本上是不会相同的，这种千个医生千个方的医学，疗效怎么样？能不能继承发展？也是难以确定的。

二、证确实难以确定

证的确定当然有难度，否则的话，怎么会把《伤寒论》奉为经典，将张仲景尊为"医圣"？就是因为张仲景的书是"活人书"。所谓的"活人书"就是按照张仲景的《伤寒论》来治疗患者可以起死回生，疗效肯定。疗效肯定的原因就是《伤寒论》中的证和方都是确定的。

张仲景之后的医生为什么没有人能成为医圣，就是因为没有人能够有张仲景那样肯定的疗效，证和方都没有《伤寒论》中的那么确定。这也说明证的确定确实有难度。

三、证难以确定并不是放弃的理由

证难以确定，但并不是不能确定。因为张仲景就将证确定了，而且还确定了针对证的方和疗效。所以，难以确定不能成为放弃的理由。中医的治疗对象单位就是证，没有证，中医就失去了治疗对象，没有了治疗对象，中医的存在也失去了理由。无论有多难，中医也要一个证一个证地去研究，去确定。

医学的问题有哪一个是容易的呢？西医不也得一个病一个病地去研究吗？不也得一个病一个病地去寻找特效药吗？屠呦呦教授发现抗疟疾的青蒿素容易吗？

四、证难以确定不是质疑"特异性方证"的根据

证难以确定不能成为质疑和否定"特异性方证"的理由。与此正相反的

是，所有已经确定的"特异性方证"的证都是确定的。如果中医能够从张仲景开始，在张仲景以后的医生都能按照《伤寒论》的思路，努力探索"特异性方证"，每个医生在其一生中能够摸索出一到两个"特异性方证"，两千年下来，临床常见的证应该都有了确定性，中医也不会出现现在这种对同一个患者，千个医生千个方的局面。

文章六　辨病脉证并治 ≠ 辨证论治

2016/12/4

我认为，方证是《伤寒论》的核心，"特异性方证"是方证中的精华，是医学的最高境界，"辨证论治"是无方可用时退而求其次的无奈之举。有朋友对我的观点提出疑议，认为《伤寒论》的核心是"辨证论治"，理由就是《伤寒论》中的标题都是"辨某病脉证并治"。

一、二者形似而实异

"辨病脉证并治"和"辨证论治"看上去很像，实质上并不一样。

"辨病脉证并治"就是通过对病、脉的辨析，确定证，并进行施治。治有方、针、灸等，但以方为主。方所针对的证有主之、宜、可与、不可与的区分，没有可选用的方就"观其脉证，知犯何逆，随证治之"。

"辨证论治"，也叫"辨证施治"。辨证，就是根据四诊所收集的资料，通过分析、综合，辨清疾病的病因、性质、部位，以及邪正之间的关系，概括、判断为某种性质的证。论治，是根据辨证的结果，确定相应的治疗方法。根据以上"辨证论治"的原则，证确定以后，并不是给出具体的治，治是还需要论的，谁来论？每个医生自己来论，最终论出来的治是什么？每个医生可能不一样。

通过上述比较可以看出，《伤寒论》中的"辨病脉证并治"和"辨证论治"形相似而实不同。

前半部分虽然都是辨证，但过程和目的都不同。

《伤寒论》辨的首先是有没有与方相适应的证，比如第12条，"太阳"是病，"阳浮而阴弱"是脉，即浮缓脉，"中风"是证。构成"中风"的要素有："阳浮者热自发""翕翕发热"，即发热；"阴弱者汗自出"，即自汗；"啬啬恶寒，淅淅恶风"，即恶风寒；"鼻鸣干呕"是可见证，并非必须证。发热、恶寒（风）、汗出，具备了桂枝汤证的特异性构成，可以确定为桂枝汤证。

"辨证论治"辨证的目的是"根据四诊所收集的资料，通过分析、综合，辨清疾病的病因、性质、部位，以及邪正之间的关系，概括、判断为某种性质的证"。我们可以将《伤寒论》第12条的内容按这个要求来做，但达不到要求。为什么？因为张仲景对这个具体的患者，并没有用到所有的医学知识，比如四诊就不全。对每一个具体的疾病，不是必须将所有的医学知识都用到才能解决。举一个简单的例子，北京协和医院有很多先进的检查仪器，并不是所有的患者都要将医院有的这些检查项目都查一遍，而是根据每个患者病情的需要选择性地做相关检查。这就是理论和实践的区别，理论必须学得越多越好，实践是运用得越准确越好。同时我们可以想象一下，有哪个医生是这么看病的？这么看病估计一天能看几个患者？大家回忆一下，我们临床实习的时候写大病历的经历，就可以理解这个问题的实质，事实上中医的病历是很难符合文件规定的格式要求的，原因也在于此。

二、证确定以后的治不同

《伤寒论》是具体的治，主要是方，并且将方和证的对应关系确定下来，如见到第12条的太阳中风证，就是用桂枝汤，因此也可以叫桂枝汤证，其他的可依此类推。如果方对证的疗效是肯定的，可以药到病除，这就是"特异性方证"，所有的医生首先都要学习掌握这些疗效肯定的"特异性方证"，这一部分证的疗效就可以肯定了。按照这种方式，所有的医生都要不断努力寻找探索针对证特效方，成熟一个就肯定一个，并固定下来，让所有的医生都能学，都能用。只有这样，中医的整体疗效才可能逐渐提高。

"辨证论治"就是即使这个证有疗效肯定的方,也不会给出来,而是让每个医生根据自己的判断来选择一个方,首先就放弃了对证有肯定疗效的方。而每个医生的判断能力可能不一样,针对《伤寒论》第 12 条的证,如果学过《伤寒论》的医生有可能用桂枝汤,也可能不用,因为他还有自己的判断和选择;如果是没有学过《伤寒论》的医生更加有可能不选择桂枝汤,这就使本来可以肯定的疗效变得不肯定了。

文章七　四诊必须合参吗

2016/12/8

我关于《"特异性方证"是医学的最高境界》的系列文章发表之后,有朋友质疑,这么简单,那不需要"四诊合参"了吗?

那我们就说说四诊合参。

一、《伤寒论》中小柴胡汤证的四诊

1. 望诊

嘿嘿不欲饮食(96)

面目及身黄(98)

舌上白胎(230)

目赤(264)

2. 闻诊

或咳(96)

如果患者就诊的时候咳嗽,是可以听闻的。当然也可以是问的内容。

3. 问诊

往来寒热,胸胁苦满,嘿嘿不欲饮食,心烦喜呕,或胸中烦而不呕,或渴,或腹中痛,或胁下痞硬,或心下悸,小便不利,或不渴,身有微热,或

咳（96）

口苦、咽干、目眩（263）

两耳无所闻，胸中满而烦者（264）

……

问诊的内容很多，就不一一罗列了。

4. 切诊

脉弦细（265）

或胁下痞硬（96）

胁下硬是可以触知的。

二、《伤寒论》中怎么用小柴胡汤

1. 原则

伤寒中风，有柴胡证，但见一证便是，不必悉具。（101）。

2. 具体用法

太阳病，十日以去，脉浮细而嗜卧者，外已解也。设胸满胁痛者，与小柴胡汤。脉但浮者，与麻黄汤。（37）

伤寒五六日，呕而发热者，柴胡汤证具，而以他药下之，柴胡证仍在者，复与柴胡汤。此虽已下之，不为逆，必蒸蒸而振，却发热汗出而解。若心下满，而硬痛者，此为结胸也，大陷胸汤主之；但满而不痛者，此为痞，柴胡不中与之，宜半夏泻心汤。（149）

阳明病，发潮热，大便溏，小便自可，胸胁满不去者，小柴胡汤主之。（229）

阳明病，胁下硬满，不大便而呕，舌上白胎者，可与小柴胡汤。上焦得通，津液得下，胃气因和，身濈然而汗出解也。（230）

呕而发热者，小柴胡汤主之。（379）

伤寒瘥已后，更发热者，小柴胡汤主之。脉浮者，以汗解之；脉沉实者，以下解之。（394）

……

三、关于四诊合参

四诊，是中医收集患者资料的四种方式，目的是为了更加全面地收集患者的资料，以免遗漏。为了便于初学者学习记忆，还有医生总结了脉诀、问诊歌等，医生学习掌握四诊的方法是必须的。四诊合参是强调全面运用所有的诊断方法，不要片面地强调某一种诊断方法的重要性，这样很容易将医学神秘化和虚玄化，比如有的人就只用脉诊，有的人就只用望诊等。

四诊合参并不是说每一个医生对每一个患者的每一次诊断过程都必须将四诊的所有内容都来一遍，而是在于强调医生能熟练地运用四诊的方法诊断每一个具体的患者。四诊的内容对每一个具体患者的每一次诊断可能会全部被用到，但不是肯定都要用到，运用诊断方法的目的是为了确定诊断，并不是为了运用诊断方法。

大多数时候，确定一个具体患者的诊断并不需要将四诊的内容都用到，用到的只是其中的一部分，甚至是很少的一部分，即仲景所说的"但见一证便是，不必悉具"。小柴胡汤证的内容也是可以涉及四诊的，但是对每一个具体的患者确定小柴胡汤证时，却并不需要小柴胡汤证悉具。也就是说对每一个证的诊断而言，只需要能确定这个具体证的要素，如小柴胡汤证的确定就只需要满足构成小柴胡汤证的要素，并不需要四诊的全部内容。

医生必须掌握中医这四种收集患者临床资料的方法，也必须熟练而恰当地运用这四种方法完成对每一个患者的每一次诊断，但对每一个患者的每一次具体诊断过程中是否四种方法都用到却不是必须的。就像我上次所举的例子，北京协和医院有很多先进的检查仪器，并不是所有的患者都要将医院有的这些检查项目都查一遍，而是根据每个患者病情的需要选择性地做相关检查。

在医生的一生中，真正必须在一个患者身上将所有诊断方法都用到的机会很少，只有医学院的学生在临床实习的时候有这种要求，除此以外好像没有这种机会了。

文章八 关于"辨证论治"

2016/12/9

"辨证论治"几乎成了中医的代名词,是现在中医当然的主流,当然的核心。但是,这个主流并没有多长的历史。

名老中医干祖望先生在《漫谈辨证论(施)治这个词目》一文所言:"我们这批老中医在新中国成立之前,根本不知道什么是辨证论治、辨证施治。"也就是说"辨证论治"是中华人民共和国成立后的产物,此前中医几千年并没有"辨证论治"。

在"辨证论治"一统天下之后的中医现状如何呢?

中医的疗效不断下滑,这是共同的担忧。为何如此?就是因为"辨证论治"没有具体的内涵,只有原则性和灵活性,没有确定性,没有大家能够共同遵循的规范。对同一个患者,让不同的医生同时看,基本上不可能开出完全相同的方。

最近曾有龙华、曙光、岳阳等数家上海三甲医院的16位资深中医内科教授分别对同一位患者进行"望闻问切"四诊。判断舌质淡红的专家有9位,诊断的一致性56%;判断脉沉的专家有9位,脉象信息判读一致性为56.2%。

这一结果是相当令人震惊的,但这就是中医的现状。这些医生都是上海三甲医院的资深教授,这不是一般的医生群体;舌诊和脉诊也是相对固定的临床表现。如果是16位年轻的教授呢?如果是16位主治医师呢?那就很可能是16个不同的结论,开出的是16张不同的处方。

其实"辨证论治"最初强调的是证,强调的是中医和西医的治疗对象单位的区别,就是西医以病为治疗对象单位,中医以证为治疗对象单位,这是毫无问题的。如果在这个前提下,强调对证进行具体的研究,特别是对一个个具体的证进行研究,确定每一个证的内涵和外延,在此基础上,研究针对证的有效的治疗方法，使每一个证和对证有肯定疗效的治疗方法确定下来，使每个医生都有章可循，不会对证的概念产生混乱，医学才能稳定地传承和发展。

现在主流的中医所说的"辨证论治"成了一个万能而空洞的原则，就是让所有的人都觉得中医特别简单，是什么证就怎么治疗，结果对每一个具体的证都没有真正可靠有效的治疗方案，甚至对辨证论治提出以前积累的一些有肯定疗效的方证都不知道了。这个时候对一个相同的证，每个医生就来辨证论治，然后各来一套，有的用阴阳，有的用五行，有的用运气，有的用八卦，有的用佛，有的用道，有的用儒，五花八门，乱七八糟，每个人都不一样，每个人都认为别人不行，就是自己厉害，总之一句话，中医很复杂，你们都没有学会，不按照我的这一套就不是中医，学我的这一套你们的水平还不够，比如学《易经》的就说，不懂八卦就不是中医，如此等等，不一而足。

《伤寒论》主要在讨论方证，非要将"辨证论治"这顶桂冠扣在《伤寒论》的头上不可，将《伤寒论》中一些疗效肯定的"特异性方证"非要弄成疗效不肯定的"辨证论治"不可。干祖望先生可是活了一百多岁的哦，他学《伤寒论》肯定是在 1949 年前学的哦，他说他在 1949 年之前根本不知道什么是"辨证论治"，可见他没有从《伤寒论》中学到"辨证论治"，说《伤寒论》确立了"辨证论治"的原则也只是近几十年的事。

和"辨证论治"相对的是西医的"辨病论治"。我们想一下，西医是整天在忽悠辨病论治，而不对一个一个具体的病进行研究治疗吗？屠呦呦教授以及她的团队花那么多时间精力研究青蒿素干什么？西医是一句"辨病论治"包治百病吗？

每一个临床医生都要扪心自问，你看病的时候究竟是先用方证，还是先用"辨证论治"？

那为什么大多数的医生都说自己是在"辨证论治"呢？这是一种集体的无意识，因为大家都这么说，因为教材都这么说，因为权威都这么说。

其实还有一个原因就是很多人并没有考虑自己看病用的是什么方法，老师教什么就是什么，当要说自己用什么方法在看病的时候，天天听到的就是辨证论治，那就辨证论治吧！如果干祖望先生现在说他用"辨证论治"治疗某病，你会觉得奇怪吗？因为所有的中医学的都是"辨证论治"，他们不说自己是在"辨证论治"，那还能说什么呢？

文章九　《伤寒论》中的三因制宜怎么体现

2016/12/23

三因制宜即因时、因地、因人制宜，就是在采取治疗措施的时候，要考虑时间的差异、地域的差异、人体的差异。意思是即使是相同的病，不同的时间、不同的地域、不同的人体，治疗会有差异。其实就是同病会异治，是中医的重要原则，也深入人心。

三因制宜体现在病的层面上相同而在证的层面上不同，就是相同的病会有不同的治法，其本质是相同的病会有不同的证，而证的不同就受三因的影响。

一、因人制宜

同样是感受了寒邪，形成了太阳病，表现出脉浮、头项强痛而恶寒，但不同体质的人形成的证会有差异。体质强壮的人容易形成太阳伤寒，表现为发热、恶寒、无汗、头身疼痛、脉浮紧，这就是麻黄汤证；脾胃虚弱的人容易形成太阳中风，表现为发热、恶寒、汗出、脉浮缓，这就是桂枝汤证。这是因人制宜的体现。

现在有人将因人制宜理解成一个证会因为人的不同会有差异，比如有人就说青年和老人、小孩的桂枝汤证是不同的，这就混淆了因人制宜的概念。无论是青年、老人还是小孩，只要表现为发热、恶寒、汗出、脉浮缓，这就是桂枝汤证，这个不会有差异。三者的差异只是年龄，而这个年龄的差异没有体现在桂枝汤证中，三者的桂枝汤证就是桂枝汤主之，这没有差异。当然可以体现在服药量的差异，青年人可以是正常服药量，老人和小孩可以减少服药量。如十枣汤就要求强人服一钱匕，羸人服半钱；三物小白散也要求强人服半钱匕，羸者减之；四逆汤一般的人用干姜三两，生附子一枚，强人可用大附子一枚，干姜三两等。

相同的证，程度可以有轻重，如同样是桂枝汤证，有的是一服汗出病瘥；有的要更作服，有的还需要后服小促其间，半日许令三服尽；有的还需要昼夜服药；有的甚至要服到二三剂。

二、因时制宜

同一个人或同一种病，在不同的时间容易形成不同的证。夏天容易感受热邪，出现的是外感热邪初期的表现，如发热、口渴、咽痛、舌边尖红、苔薄白偏黄而干、脉浮数，这就是银翘散证，可以银翘散去掉荆芥、豆豉主之；冬天容易感受寒邪，出现发热、恶寒、无汗、头身疼痛、脉浮紧，这就是麻黄汤证。并不是说夏天就没有麻黄汤证，或者说夏天的麻黄汤证与冬天的麻黄汤证有差异；并不是说冬天就没有银翘散证，或者冬天的银翘散证与夏天的银翘散证有差异。

三、因地制宜

同一个人或同一种病，在不同的地方容易形成不同的证。在干燥的地区容易感受燥邪形成外感燥邪初期的桑杏汤证；在潮湿的地区容易感受湿邪形成外感湿邪初期的羌活胜湿汤证。

但并不是说在干燥的地区就没有人出现外感湿邪初期的证，或者说在干燥地区出现的外感湿邪初期的证和潮湿地区出现的外感湿邪初期的证有差异。

不同地区是形成不同证的影响因素，不同地区容易形成不同的证，但并不是决定因素。不同地区也可以出现相同的证，只要证相同，治就相同。

证，是致病因素作用于人体后，人体所产生的反应，因此而导致的人体状态的变化。证的概念是确定的，必须有确定的内涵和外延。证反映了所有致病因素对人体的影响，现在中医所强调的整体观念、三因制宜等，都已经在证中得到了体现，并不需要另加考虑。

后来的一些医生，不明白张仲景的方证体系和证的意义，还自以为是地根据季节和方位对仲景的方进行加减，这种无知的做法还得到了很多人的赞赏，认为是比仲景进步了。

如北宋的庞安时在《伤寒总病论》"叙论"中说："桂枝汤，自西北二方居人，四时行之，无不应验。自江淮间地偏暖处，惟冬及春可行之。自春末及夏至以前，桂枝、麻黄、青龙内宜加黄芩也。自夏至以后，桂枝内故须随证增加知母、大青、石膏、升麻等辈取汗也。"

较庞安时稍晚的朱肱在《类证活人书》中也有类似的说法："自春末及夏至以前，桂枝证可加黄芩半两；夏至后，有桂枝证，可加知母一两、石膏二两，或加升麻半两。"

显然，这二位并不明白证的概念。难道西北和冬天就没有银翘散证和白虎汤证？难道江南和夏天就没有麻黄汤证和桂枝汤证？江淮地区和夏至以后并不是在桂枝汤内加黄芩、石膏、知母、升麻等寒药的根据，加寒药的根据必须是同时有里热的表现，《伤寒论》中有现成的例子，如大青龙汤证因为有烦躁，所以就加了石膏。这就是没有弄清楚因地制宜和因时制宜意义的结果。

文章十　对驳"特异性方证"的回复

2016/12/24

肖相如按： 昨天我们的公众号转发了陈同学的《驳肖相如老师"特异性方证"是医学的最高境界之说》（全文附后），感谢陈同学的参与和支持，学术需要讨论，现就文中的问题进行答复，以期讨论的深入。

陈： 方证的概念，在中国大陆最早由胡希恕先生首先发扬起来。那时就颇具争议。

答：胡希恕先生提过方证，但并不是最早，关于这个问题我将专门再谈（见下篇：方证：医者日用而不知）。

陈：然而，不能否认运用"方证辨证"在临床上也能达到较好的疗效，但是就因为如此，我们就应该推崇"特异性方证"吗？而将我们所熟知的辨证论治排在第二的位置吗？

答："特异性方证"可以达到药到病除的特效，为什么不应该推崇？医学需要推崇什么呢？如果有"特异性方证"可用，还有必要辨证论治吗？

陈："特异性方证"之说有很大的局限性。

答："特异性方证"有的不是局限性，而是准确性。"特异性方证"，就是方和证之间具有特异性的关联，可以达到药到病除的特效，具有精准、快捷、高效的特征。这是我对"特异性方证"的定义。这有什么局限性呢？有的只是准确性，适用于任何证。你所说的应该是现在可用的"特异性方证"少，并不是所有的证都有"特异性方证"可用，而"特异性方证"少的原因正是仲景以后的中医没有持之以恒地探索"特异性方证"，但这并不是"特异性方证"本身的局限性，而是中医背离了仲景的正确方向。

陈：肖相如老师首先在其文中提到了"方对证的使用程度不同"。通过"主之""宜""与""不可与"阐明了方证的对应程度，点出"观其脉证，知犯何逆，随证治之"是在没有方证对应的情况下的不得已而为。单纯从《伤寒论》原文上来分析，的确如此。《伤寒论》分析了六经病出现的各种症状与脉象，并且对其中的一小部分给出了治疗的方案。

答：从我们现在截取的八篇《伤寒论》的内容来看，共有原文397条，113方，即使一个方只有一条原文，那也不是一小部分了，更何况一个方会有几个适应证呢。你可以数一下有方的条文有多少，数完了可能结论就不是一小部分了。

陈：但是，《伤寒论》中存在着诸多的病症描写，书中并没有提到如何论治。肖相如老师认为这是因为当时张仲景并没有找到对应其证的方，因此没有记录。

答：从治疗的角度而言，有证还没有适用的方时，才要"观其脉证，知犯何逆，随证治之"。而且最好是经过不断地探索验证，找到"特异性方证"。

陈：但是，当我们仔细研读《伤寒论》的时候，就能发现，其实，很多没有出方的条文，实际上是在告诉我们鉴别诊断！如"病人身大热，反欲得衣，热在皮肤，寒在骨髓也。身大寒反不欲近衣者，寒在皮肤，热在骨髓也"。此句并没有告诉我们"热在皮肤寒在骨髓"或者"寒在骨髓热在皮肤"应该如何治疗。但是，张仲景把这条放在《伤寒论》里面，他的目的是要突出特异性方证吗？显然不是，他是想告诫读者不能被在外表的假象所蒙蔽。

答：并不能这么看待《伤寒论》，就是除了方证就不能说别的。这两类条文的目的不一样。虽然有讨论诊断的，但以方证的条文为主。即使是讨论诊断，最终目的也是为了能确定方证。

陈：又如"伤寒脉浮缓，身不疼，但重，乍有轻时，无少阴证者，大青龙汤发之"。此处也是张仲景要告诉读者临床碰到类似的症状，须要鉴别。少阴证也会出现身重，但是不能用大青龙汤发之。

答：这和"特异性方证"没有矛盾的地方。

陈：如"太阳病，脉浮紧，无汗，发热，身疼痛，八九日不解，表证仍在者，此当发其汗"。此处说明，所谓的麻黄汤证，应当属于表证。这句话张仲景放在这里，显然不是要提倡特异性方证，而是要提倡辨里表病位。

答："太阳病，脉浮紧，无汗，发热，身疼痛"，这就是麻黄汤证，虽然是"八九日不解"，只要麻黄汤证还在，那就是麻黄汤，强调的还是方证。

陈：而这句话的后半句"服药已微除，其人发烦目瞑，剧者必衄。所以然者，阳气重故也"。此句话，张仲景是要告诉我们，存在一部分患者，自身的体质阳气很充盛，因此会出现红汗自愈的情况。我想，张仲景在此处仍然是想让读者明白，虚实对于疾病发生发展的影响，而不是推崇麻黄汤证的正确性。

答：最终要告诉大家的还是用麻黄汤，这和"特异性方证"没有什么矛盾的地方。如果把整条原文读完的话，核心内容是麻黄汤的方证。看不出和我所说的"特异性方证"有矛盾的地方。

陈：在诸多的《伤寒论》《金匮要略》条文中，有很多类似的探求病机的条文。特别是在《金匮要略》里面告诉我们痰饮、悬饮、溢饮、支饮的区别。

答："特异性方证"和讨论病机没有什么矛盾的地方，这并不能成为否定"特异性方证"的理由。

陈："膈上病痰，满喘咳吐，发则寒热，目泣自出，其人振振身瞤剧，必有伏饮"。这句话显然要告诉读者，如何诊断，而要点在有伏饮，不是点出方子。因为我们知道这句话描写的症状，完全可以用真武汤、小青龙汤、苓桂术甘汤加减，但是书中并没有强调方剂，而是强调病机，或者说是致病因素。因此，不难看出仲景强调的是治疗病机或者致病因素，而非特异性方证。

答：书不能这么读，要把痰饮病读完了进行整体的理解。痰饮病篇也并不都是这样的条文，痰饮病篇主要的内容还是方证。并不是必须每条原文都有方才算张仲景在讨论方证。在讨论具体方证之前对疾病进行概述也并无不可。退一步说，即使这些原文是讨论病机、病因，那也并不能成为否定"特异性方证"的根据。

陈：而在血痹虚劳篇里面，第一条便是点出出现血痹的病因病机："夫尊荣人骨弱肌肤盛，重因疲劳汗出，卧不时动摇，加被微风，遂得之。"如果张仲景想强调特异性方证，为何用了如此多的篇幅，跟我们讲了一大堆病因病机？况且，疾病所出现的症状千变万化，夹杂症状各有不同。如果说张仲景的核心是特异性方证，为何又将全书分成六经呢？为何文中会出现阴、阳、寒、热、表、里等字眼呢？

答："强调"的意思不能理解成张仲景必须每条原文都提到。我的文章中也没有说强调"特异性方证"就不能说病因病机。

陈：《伤寒论》《金匮要略》中如此的条文数不胜数。因此，不能说"方证是《伤寒论》的核心"，更不能说"特异性方证是医学的最高境界"。否则，为何仲景要叫我们辨证、辨病因病机、辨六经呢？

答：方证是不是《伤寒论》的核心可以去数一下方证的条文。医学的原始目标和终极目标都是特效，如果能达到药到病除的境界都不是最高境界，那医学的最高境界是什么？张仲景叫你们辨证、辨病因病机、辨六经，张仲景更加希望你们有疗效。

陈："特异性方证"有其临床价值和实用性。特异性方证的运用，基于对条文的深度记忆。既需要学者花费时间精力在记忆上面，也使得临床上看病速度有所提升。虽然目前存在的特异性方证数量很少，但凡是临床上碰到了，即可以放心使用。如"呕而发热者，小柴胡汤主之"。

答：医学首先需要记忆，无论中医和西医都如此。不记忆基本的知识概念不可能成为医生。

陈：另一个临床价值，可以让我们在特异性方证的基础上，探寻证药对应，如颈项强痛可以加葛根。但，这不代表我们应该弘扬特异性方证。

答：上述两点都不是不应该弘扬"特异性方证"的理由。如果能够药到病除的特效都不应该弘扬，那医学要弘扬的是什么？

陈：岳美中先生在很早之前就已经提出，我们不但要掌握辨证论治，更要探索特异性的病症对应的特异性药物。如上述的葛根。

答：岳先生的话并不是否定"特异性方证"的理由，也看不出来可以以此为根据而否定"特异性方证"。

陈：因此，我们不能本末倒置，将追求特异性方或特异性药作为主导，不然我们在临床上碰到的大部分患者，岂不都得束手无策？

答：现在中医的现状是抛弃了仲景提出的"特异性方证"，绝大部分的中医不知道有"特异性方证"，对本来可以用"特异性方证"而药到病除的证也要进行辨证论治，而辨证论治的现状就是对同一个患者，不同的医生开不出相同的方，将肯定的疗效变成了并不肯定的疗效。医生掌握了"特异性方证"，并不是导致医生在临床碰到患者是否束手无策的原因，二者没有因果关系。即使有关系，也应该是有助益的关系。

陈：正确的做法应当是在辨证、辨病机、辨病位、辨表里寒热虚实的基础上，增加对特异性方药的探索。重点仍然是辨证论治。

答：正确的做法是，全面掌握已有的"特异性方证"，不断发掘新的"特异性方证"，努力提高"辨证论治"的水平。

附：驳肖相如老师 "'特异性方证' 是医学的最高境界"之说

2016/12/24

方证的概念，在中国大陆最早由胡希恕先生首先发扬起来。那时就颇具争议。

然而，不能否认运用"方证辨证"在临床上也能达到较好的疗效，但是就因为如此，我们就应该推崇"特异性方证"，而将我们所熟知的辨证论治排在第二的位置吗？

（一）特异性方证之说有很大的局限性

肖相如老师首先在其文中提到了"方对证的使用程度不同"。通过"主之""宜""与""不可与"阐明了方证的对应程度，点出"观其脉证，知犯何逆，随证治之"是在没有方证对应的情况下的不得已而为。

单纯从《伤寒论》原文上来分析，的确如此。《伤寒论》分析了六经病出现的各种症状与脉象，并且对其中的一小部分给出了治疗的方案。

但是，《伤寒论》中存在着诸多的病症描写，书中并没有提到如何论治。肖相如老师认为这是因为当时张仲景并没有找到对应其证的方，因此没有记录。

但是，当我们仔细研读《伤寒论》的时候，就能发现，其实，很多没有出方的条文，实际上是在告诉我们鉴别诊断！

如"病人身大热，反欲得衣，热在皮肤，寒在骨髓也。身大寒反不欲近衣者，寒在皮肤，热在骨髓也"。此句并没有告诉我们"热在皮肤寒在骨髓"或者"寒在皮肤热在骨髓"应该如何治疗。但是，张仲景把这条放在《伤寒论》里面，他的目的是要突出特异性方证吗？显然不是，他是想告诫读者不能被在外表的假象所蒙蔽。

又如"伤寒脉浮缓，身不疼，但重，乍有轻时，无少阴证者，大青龙汤发之"。此处也是张仲景要告诉读者临床碰到相类似的症状，须要鉴别。少阴证也会出现身重，但是不能用大青龙汤发之。

如"太阳病，脉浮紧，无汗，发热，身疼痛，八九日不解，表证仍在者，此当发其汗"。此处说明，所谓的麻黄汤证，应当属于表证。这句话张仲景放在这里，显然不是要提倡特异性方证，而是要提倡辨表里病位。

而这句话的后半句"服药已微除，其人发烦目瞑，剧者必衄。所以然者，阳气重故也"。此句话，张仲景是要告诉我们，存在一部分患者，自身的体质阳气很充盛，因此会出现红汗自愈的情况。我想，张仲景在此处仍然是想让读者明白，虚实对于疾病发生发展的影响，而不是推崇麻黄汤证的正确性。

在诸多的《伤寒论》《金匮要略》条文中，有很多类似的探求病机的条文。特别是在《金匮要略》里面告诉我们痰饮、悬饮、溢饮、支饮的区别。

"膈上病痰，满喘咳吐，发则寒热，目泣自出，其人振振身瞤剧，必有伏饮"。这句话显然要告诉读者，如何诊断，而要点在有伏饮，不是点出方子。因为我们知道这句话描写的症状，完全可以用真武汤、小青龙汤、苓桂术甘汤加减，但是书中并没有强调方剂，而是强调病机，或者说是致病因素。因此不难看出，仲景强调的是治疗病机或者致病因素，而非特异性方证。

而在血痹虚劳篇里面，第一条便是点出出现血痹的病因病机："夫尊荣人骨弱肌肤盛，重因疲劳汗出，卧不时动摇，加被微风，遂得之。"如果张仲景想强调特异性方证，为何用了如此多的篇幅，跟我们讲了一大堆病因病机？况且，疾病所出现的症状千变万化，夹杂症状各有不同。如果说张仲景的核心是特异性方证，为何又将全书分成六经呢？为何文中会出现阴、阳、寒、热、表、里等字眼呢？

《伤寒论》《金匮要略》中如此的条文数不胜数。因此，不能说"方证是《伤寒论》的核心"，更不能说"特异性方证是医学的最高境界"。否则，为何仲景要叫我们辨证，辨病因病机，辨六经呢？

（二）"特异性方证"有其临床价值和实用性

特异性方证的运用，基于对条文的深度记忆。既需要学者花费时间精力在记忆上面，也使得临床上看病速度有所提升。虽然目前存在的特异性方证数量很少，但凡是临床上碰到了，即可以放心使用。如"呕而发热者，小柴胡汤主之"。

另一个临床价值，可以让我们在特异性方证的基础上，探寻证药对应，如颈项强痛可以加葛根。

但，这不代表我们应该弘扬特异性方证。

岳美中先生在很早之前就已经提出，我们不但要掌握辨证论治，更要探索特异性的病症对应的特异性药物。如上述的葛根。

因此，我们不能本末倒置，将追求特异性方或特异性药作为主导，不然我们在临床上碰到的大部分患者，岂不都得束手无策？

正确的做法应当是在辨证、辨病机、辨病位、辨表里寒热虚实的基础上，增加对特异性方药的探索。重点仍然是辨证论治。